今日からできる！

【改訂版】
摂食嚥下・
口腔ケア

編著 三鬼達人

照林社

はじめに

　現代医療は、団塊の世代が後期高齢者となる2025年問題や全都道府県で高齢化率が30%を超えることが予測される2045年に向け、病院完結型の医療から地域完結型の医療へ急速にパラダイムシフトが起きています。また、高齢患者の入院数増加や少子化による医療従事者の絶対数の不足も予測されるため、医療の現場ではチーム医療の推進や各専門職の役割拡大が進められています。このことは、摂食嚥下リハビリテーションへの対応でも例外ではありません。1人ひとりの医療者が、障害を抱えた患者さんが安心して住み慣れた地域へ戻れるように、「食べる」ということに関して、より知識を深め理解し、対応していくことが重要であると考えます。

　従来の患者さんへのかかわりは、医師、看護師、薬剤師、療法士、管理栄養士、歯科衛生士、介護福祉士といった多分野の専門家がおのおのの専門分野の範疇で患者さんにかかわり、各専門家が並列して、それぞれの専門分野における特性を活かし、患者さんに対応してきました。しかし、高齢化がさらに急速に進むことが予測される現代社会においては、このような体制や考えのもとでは、十分な医療やケアが患者さんに提供されにくくなる可能性があります。

　そこで、これからの患者さんへのかかわりは、各専門職種が独特の核となる知識や技術の範囲を超えて、幅広い共通の基本的知識や技術をもって、チームで対応していくことが望ましいとされています。特に摂食嚥下リハビリテーション領域では、このようなチーム形態での取り組みが重要です。患者さんの「食べたい」という思いに寄り添い、それぞれの職種が職種間の壁を越え、そこに存在する職種が、「できることをする」という気持ちをもってかかわることが大切です。「看護師の仕事ではないからできない」ではなく、「看護師でもできることは何か」を常に念頭に置き、患者さんの"口から食べたい気持ち"を支えていきたいものです。

　本書は、2013年刊行の『今日からできる！ 摂食・嚥下・口腔ケア』に、新たな知見や内容・項目を加えてアップデートした1冊です。初級者から中級者に向けて、ベッドサイドで気になることや疑問に回答し、対応方法について解説しています。全6章、それぞれの項目に関しては、「なぜそうなるのか」「なぜ行うとよいのか」「どういった効果があるのか」「注意しなければならない点は何か」を、できる限り提示し解説しています。

　患者さんや家族の食べたいという意志決定を支え、対応できるように、本書がお役に立てれば幸いです。

2019年8月

三鬼達人

CONTENTS

口絵 iv
著者一覧 vi

Part 1 摂食嚥下ケアの基礎知識 三鬼達人

1 まず理解したい摂食嚥下の生理：嚥下の2様式とは? 2
2 まず理解したい摂食嚥下のメカニズム❶：命令嚥下のメカニズムとは? 4
3 まず理解したい摂食嚥下のメカニズム❷：咀嚼嚥下のプロセスモデルとは? ... 6
4 摂食嚥下ケアを始めなければならないのはなぜ? 8
5 摂食嚥下ケアを始められるタイミングは? 10
6 摂食嚥下ケアを始められる患者状態は?(原疾患、既往歴、全身状態) 12
7 栄養状態の整え方は? 14
8 リスク管理❶：誤嚥のタイプは? 18
9 リスク管理❷：誤嚥性肺炎のリスク管理は? 20
10 リスク管理❸：むせやすい患者でのリスク管理は? 23
11 リスク管理❹：窒息のリスク管理は? 25
12 リスク管理❺：詰まった患者への対応方法と留意点は? 27
13 リスク管理❻：痰の吸引・排痰法によるリスク管理は? 29

Part 2 嚥下の評価と診断 三鬼達人

1 意識状態の鑑別と問診のとり方は? 34
2 神経学的所見のとり方は? 36
3 発声・構音から判断したいことは? 40
4 スクリーニングテストの種類は? 42
5 胸部聴診のとり方は? 47
6 嚥下造影(VF)、嚥下内視鏡検査(VE)の進め方は? 50
7 重症度をチェックするためのスケールは? 52
8 食事開始のためのレベル判定をどう行う?
  (「食事開始手順プロトコール」を用いた介入の例) 54

Part 3 口腔ケア 三鬼達人、田村 茂、池田真弓

1 絶食時から口腔ケアを進めたいのはなぜ? 60
2 口腔ケアのアセスメントスケール、何をどう使うと効果的? 63
3 口腔ケアの物品、何を使うと効果的? 66
4 義歯の装着や管理、どのように行うと効果的? 72
5 口腔内のトラブル(出血・乾燥など)、何を早期に見抜く必要がある? 74
6 トラブル別対応❶：開口が難しい場合、どうケアを進める? 77
7 トラブル別対応❷：口腔内が乾燥している場合、どうケアを進める? 79
8 トラブル別対応❸：出血で汚染している場合、どうケアを進める? 82
9 トラブル別対応❹：意識障害で洗浄が行いにくい場合、どうケアを進める?(拭き取り法) 85
10 口腔ケアのスケジュールは何が適切? 88
11 口腔ケアを効果的に継続するためには? 90

Part4 間接訓練
都築智美

1	食べる前の準備としての嚥下体操をどのように行う?	94
2	舌の訓練をどのように行う?	96
3	口腔内の訓練をどのように行う?	98
4	頬の訓練をどのように行う?	100
5	頸部の訓練をどのように行う?	102
6	咳嗽の訓練をどのように行う?	106
7	胸郭の訓練をどのように行う?	108

Part5 食事介助と直接訓練
三鬼達人、長尾菜緒

1	食事の情報共有はどのように行う?	114
2	食事の粘度調整(とろみのつけ方)はどのように行う?	116
3	食事時の環境調整はどのように行う?	120
4	食事時の姿勢調整はどのように行う?	122
5	姿勢が崩れる患者での留意点は?	124
6	食事介助で注意したいことは?	126
7	食事中の誤嚥を防ぐための方法は?	130
8	食事を中止しなければならない場合とは?	132
9	食事終了後の姿勢調整はどのように行う?	134
10	食事の段階を上げる基準は?	136

Part6 患者状態別の対応
三鬼達人

1	脳血管障害患者での留意点は?	142
2	認知症患者での留意点は?	145
3	抗精神病薬投与患者での留意点は?	153
4	神経難病(パーキンソン病、重症筋無力症)患者での留意点は?	156
5	経鼻経管栄養患者で経口摂取を併用する場合の留意点は?	159
6	気管切開患者での留意点は?	163

Column

❶	パルスオキシメータ測定中に注意したいこと	92
❷	間接訓練の選択と進め方で注意したいこと	111
❸	のどのアイスマッサージと冷圧刺激法の違い	112
❹	ナースが行っても算定できる!「摂食機能療法」	115
❺	食事摂取中の頸部調整は、設定を明確に	140

索引 165

口絵　嚥下にかかわる解剖図

監修：三鬼達人

- 摂食嚥下の際には、30以上の神経と筋肉が絶妙なバランスと協調性を持ってかかわっている。
- 口腔・咽頭は食物の通過するルートでありながら、同時に呼吸・発声のルートにもなる。
- ヒトの成人では、咽頭は「上咽頭」「中咽頭」「下咽頭」に分けられる。解剖的には喉頭が頸部の低い位置にあるため、食物のルートと呼吸のルートが中咽頭で交差共有する構造になっている（○部分）。
- 解剖学的に見て、喉頭は食道の前に位置し、入口も食道の上となるので注意したい。

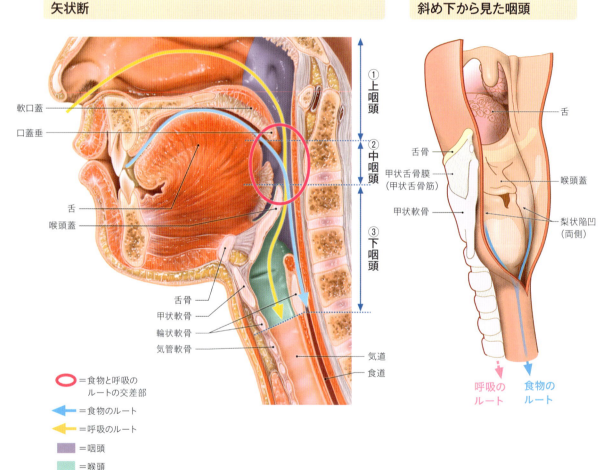

【咽頭の3領域】[1]
① 上咽頭＝頭蓋底〜軟口蓋
② 中咽頭＝嚥下時に水平位をとる軟口蓋の高さ〜舌骨大角の高さで、垂直にした喉頭蓋の先端を横切る水平面
③ 下咽頭＝喉頭蓋谷〜輪状軟骨下縁

〈引用文献〉
1. 野村恭也 監修, 加我君孝 編, 切替一郎 著：新耳鼻咽喉科学 第11版. 南山堂, 東京, 2013：384-386.

口絵　誤嚥の分類

- 誤嚥の評価は、嚥下造影（VF[*1]）や嚥下内視鏡検査（VE[*2]）によって確定診断がなされる。
- 誤嚥のタイプは、"誤嚥"と"嚥下反射"の関係から、「嚥下前誤嚥」「嚥下中誤嚥」「嚥下後誤嚥」の3つに分けられる（Logemannの誤嚥の分類）[1]。
- 特に高齢者を例として、嚥下前・中・後にどのような誤嚥の特徴があるかを示す。

〈引用文献〉
1. Smith CH, Logemann JA, Colongelo LA, et al. : Incidence and patient characteristics associated with silent aspiration in the acute care setting. *Dysphagia* 1999 ; 14（1）: 1-7.

① 嚥下"前"誤嚥＝飲み込もうとする前にむせる

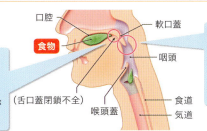

原因①
飲食物の口腔内保持ができない
（飲食物口腔内保持力の低下）
- 舌口蓋閉鎖不全のため、早期に飲食物が咽頭に流入し、誤嚥を招く

原因②
嚥下反射が遅れる
（嚥下反射の惹起性低下）
- 口腔・咽頭の知覚低下などにより、嚥下反射が遅れる

② 嚥下"中"誤嚥＝飲み込んだときにむせる

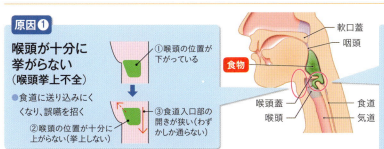

原因①
喉頭が十分に挙がらない
（喉頭挙上不全）
- 食道に送り込みにくくなり、誤嚥を招く
- ①喉頭の位置が下がっている
- ②喉頭の位置が十分に上がらない（挙上しない）
- ③食道入口部の開きが狭い（わずかしか通らない）

原因②
1. 喉頭閉鎖がうまくできない（喉頭蓋閉鎖不全）
2. 声門閉鎖がうまくできない（声門閉鎖不全）
- 下咽頭に流入した食塊が気管内に侵入しやすい
3. 嚥下と呼吸の協調性の低下により飲み込むタイミングがずれる

③ 嚥下"後"誤嚥＝飲み込んだあとにむせる

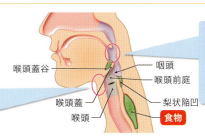

原因①
1. 喉頭が十分に挙がらない（喉頭挙上不全）
- 上記と同様、食道入口部が十分に開かないため、嚥下後に食塊の残留を招きやすい
2. 食道入口部の開大不全

原因②
咽頭腔内の圧力が弱い
（嚥下圧の低下）
- 嚥下時に、「喉頭蓋谷」「梨状陥凹」などに残留を招きやすい

 食塊の咽頭への残留を招きやすいために咽頭クリアランスの低下につながる

*1【VF】=videofluoroscopic examination of swallowing
*2【VE】=videoendoscopic examination of swallowing

著者一覧

■編集・執筆
三鬼　達人
藤田医科大学病院 看護部（摂食・嚥下障害看護認定看護師）

■執筆（項目順）
田村　茂
藤田医科大学病院 看護部（摂食・嚥下障害看護認定看護師）

池田　真弓
藤田医科大学病院 看護部（摂食・嚥下障害看護認定看護師）

都築　智美
社会医療法人宏潤会 大同病院 看護部（摂食・嚥下障害看護認定看護師）

長尾　菜緒
社会福祉法人聖隷福祉事業団 和合せいれいの里 看護サービス課（摂食・嚥下障害看護認定看護師）

■装丁：関原直子
■本文デザイン：渡部隆徳（KuwaDesign）
■本文メディカルイラストレーション：村上寛人
■本文イラストレーション：秋葉あきこ、猪原美佳、岸潤一、サタケシュンスケ、内藤亜紀子
■DTP制作：株式会社明昌堂

本書の注意点

●本書で紹介している治療とケアの実際は、編著者の臨床例をもとに展開しています。実践により得られた方法を普遍化すべく万全を尽くしておりますが、万一、本書の記載内容によって不測の事故等が起こった場合、編著者・出版社はその責を負いかねますことをご了承ください。

●本書掲載の写真は、臨床例のなかからご本人・ご家族の同意を得て使用しています。

●本書に記載しております薬剤・機器等の使用にあたっては、個々の添付文書や取り扱い説明書を参照し、適応や使用法等については常にご確認ください。

Part

1

摂食嚥下ケアの
基礎知識

1 ——— まず理解したい摂食嚥下の生理：嚥下の2様式とは？

2 ——— まず理解したい摂食嚥下のメカニズム❶：命令嚥下のメカニズムとは？

3 ——— まず理解したい摂食嚥下のメカニズム❷：咀嚼嚥下のプロセスモデルとは？

4 ——— 摂食嚥下ケアを始めなければならないのはなぜ？

5 ——— 摂食嚥下ケアを始められるタイミングは？

6 ——— 摂食嚥下ケアを始められる患者状態は？（原疾患、既往歴、全身状態）

7 ——— 栄養状態の整え方は？

8 ——— リスク管理❶：誤嚥のタイプは？

9 ——— リスク管理❷：誤嚥性肺炎のリスク管理は？

10 ——— リスク管理❸：むせやすい患者でのリスク管理は？

11 ——— リスク管理❹：窒息のリスク管理は？

12 ——— リスク管理❺：詰まった患者への対応方法と留意点は？

13 ——— リスク管理❻：痰の吸引・排痰法のリスク管理は？

Part 1

1

三鬼達人

まず理解したい摂食嚥下の生理：
嚥下の2様式とは？

Answer　嚥下の動作は、「液体の丸飲み嚥下（命令嚥下）」と
「食事の咀嚼を伴う嚥下（咀嚼嚥下）」の2つの様式に区別する必要がある

　絶食中の患者に食事を開始するとき、以下のような
経験をしたことはないでしょうか？

- 患者の嚥下状況を確認するため、摂食嚥下障害患者に比較的安全といわれている「とろみ水（とろみ調整食品を添加した水）」や「ゼリー」などを試食してもらった。
- 結果、むせ込み等の症状がなく、誤嚥を疑わせる所見がなかった。
- そのため、"通常の食事を開始できる"と判断した。
- ところが、実際に食事を始めると、とたんにむせ込んでしまった。

　これは、意識レベルや姿勢などの問題も否定できませんが、ヒトの嚥下の特徴を理解していないことによって起こってしまった事象とも考えられます。

1 「咀嚼」を伴う動作の有無

　ヒトの成人の嚥下では、液体などの丸飲み嚥下と、固形物の咀嚼を伴う嚥下では異なる過程をとります。

　そのため、とろみ水など咀嚼をほとんど伴わず飲み込める食品ではスムーズに飲み込めたのに、咀嚼を必要とする食品ではむせ込みや誤嚥を認めてしまったのです。ほとんどの摂食嚥下障害例では、咀嚼を必要とする食形態のほうが、ゼリーやとろみ水などの丸飲み嚥下に比べ難易度は増してしまいます。ただし、とろみのついていない水分の丸飲み嚥下は、サラサラしているため誤嚥リスクが高くなります。

　よって、摂食嚥下障害患者の嚥下機能を評価するときには、「丸飲み嚥下」と「咀嚼を伴う嚥下」の2つの嚥下様式を想定しながら行うことが必要です。

2 嚥下を説明する2つの系統的モデル

　この2つの嚥下様式は、それぞれ「4期モデル、four stage model（水、もしくはそれに準じた液体などの、丸飲み嚥下の動態、図1）」「プロセスモデル、the process model feeding（食物を咀嚼し、飲み込む動態、図2）」と呼ばれます。

　ヒトの正常の摂食嚥下の生理を解説するときは、この2つの系統的モデルが用いられます。それぞれの詳細はPart1-2、Part1-3に示します。

図1　命令嚥下：4期モデル（four stage model）

①水、もしくはそれに準じた液体などの、
　丸飲み嚥下の動態

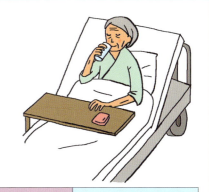

POINT サラサラした水分は、摂食嚥下障害患者にとって誤嚥のリスクが上がる

| 口腔準備期 | 口腔送り込み期 | 咽頭期 | 食道期 |

- 4期モデルでは、食塊の場所によって分けられた各期が、時間的に重複することなく進んでいく
- 4期モデルは、嚥下をする際に食塊が解剖学的にどこに位置するかを基準として分けられている
- リハビリテーション領域では、嚥下をより広く捉えるため、4期モデルに食事行動、いわゆる「先行期」を加える（5期モデル）。先行期には、食物の認知と手や食具を用いて実際に口まで運ぶ行動も含まれる

図2　咀嚼嚥下：プロセスモデル（the process model feeding）

②食物を咀嚼し、
　飲み込む動態

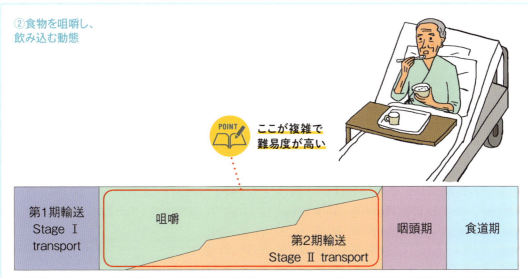

POINT ここが複雑で難易度が高い

| 第1期輸送 Stage Ⅰ transport | 咀嚼／第2期輸送 Stage Ⅱ transport | 咽頭期 | 食道期 |

- 固形物を食べるときには、咀嚼された食物は第2期輸送（Stage Ⅱ transport）により中咽頭へと運ばれ、そこで食塊が集積される
- そのため、嚥下前に食物が口腔と咽頭に存在することになる

Part 1

2

三鬼達人

まず理解したい摂食嚥下のメカニズム①：
命令嚥下のメカニズムとは？

Answer 液体の丸飲み嚥下（命令嚥下）のメカニズムは、「5期モデル」
（先行期、口腔準備期、口腔送り込み期、咽頭期、食道期）で示される

水、もしくはそれに準じた液体を飲むときの嚥下の動態（先行期を加えた5期モデル：命令嚥下）を示します（あわせて口絵も参照）。

1 先行期（図1-①）

"何を""どのようなペースで"食べるかを判断する時期を指します。食べものを"食べものとして"認知する必要があり、この時期は、大脳の機能（高次脳機能）が大きく関与しています。また、手や食具（スプーンなど）を用いて口まで運ぶ動作も含みます。

2 口腔準備期（図1-②）

口腔に食物（水を飲む場合は水分）を取り込んでから、舌背の中央に配し、飲み込みの準備ができるまでの時期を指します。

なお、口の中に取り込んだ食物を飲み込みやすい状態にすることを食塊形成といいます。

3 口腔送り込み期（図1-③）

舌背中央の食物を咽頭へ送り込む時期を指します。

このとき、食塊は舌と口蓋に絞り込まれるように口峡部を越え（a）、咽頭へと送り込まれます。

咽頭に送り込まれる際には、鼻腔に食塊が逆流しないように軟口蓋の後部が持ち上がり（b）、さらに咽頭後壁が隆起し（c）、鼻咽腔が閉鎖されます。

4 咽頭期（図1-④）

咽頭に運ばれてきた食塊を、嚥下反射によって食道まで移送する時期を指します。

食塊が咽頭に入ると、嚥下反射によって、舌骨上筋群が収縮し（d）、舌骨が前上方に移動します。甲状軟骨は舌骨下筋群の甲状舌骨筋によって舌骨に近づけられ、舌骨と連動し、同様に前上方に挙上します（e）。これと同時に上食道括約筋は弛緩し、食道入口部は開大します。

喉頭蓋は、喉頭挙上により反転し、喉頭をふさぐはたらきをします（f）。食塊は、喉頭蓋や喉頭の入口が咽頭の中心に位置しているため、咽頭を通過するときに喉頭蓋にぶつかり、両側に多く流れます（g）。

なお、嚥下反射は咽頭の知覚受容体が刺激されることによって惹起されます。この嚥下反射は延髄の嚥下中枢を中心に行われますが、食物が咽頭を通過する時間は約0.5秒といわれています。また嚥下反射は、惹起されると随意的に途中で停止することができません。

5 食道期（図1-⑤）

食塊の後端が食道入口部を通過すると、食塊が逆流しないように食道入口部は閉鎖されます。

続いて食塊は食道の蠕動運動や重力によって下方に運ばれ、最終的に下食道括約筋部を通り胃へと運ばれます。

〈引用文献〉
1. 山田好秋：よくわかる摂食・嚥下のメカニズム. 医歯薬出版, 東京, 2004：口絵, 87.

〈参考文献〉
1. Leopold NA, Kagel MC：Swalloing, ingestion and dysphagia：a reappraisal. *Arch Phsy Med Rehabil* 1983；64(8)：371-373.
2. 馬場元毅：摂食・嚥下にかかわる脳の機能解剖. 道健一, 黒澤崇四監修, 道脇幸博, 稲川利光 編, 摂食機能療法マニュアル, 医歯薬出版, 東京, 2002：1-11.

図1　5期モデル（命令嚥下の4期モデルに「先行期」を加えた）

先行期	口腔準備期	口腔送り込み期	咽頭期	食道期
①	②	③	④	⑤

🔍 メカニズム

①先行期
"何を" "どのようなペースで" 食べるかを判断する時期

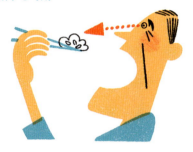

②口腔準備期
口腔に食物（水）を取り込んでから、舌背の中央に配し、飲み込みの準備（食塊形成）ができるまでの時期

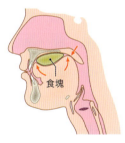

舌根部と軟口蓋によって食塊が咽頭に流れないように、口腔と咽頭壁の間を閉鎖している

③口腔送り込み期[1]
舌背中央の食物を咽頭へ送り込む時期

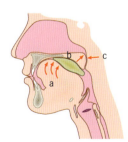

a：舌の前上方への挙上
b：軟口蓋の挙上
c：咽頭後壁の隆起
｝口腔・鼻咽腔の閉鎖による口腔内圧の上昇

④咽頭期[1]
咽頭に運ばれてきた食塊を、嚥下反射によって食道まで移送する時期

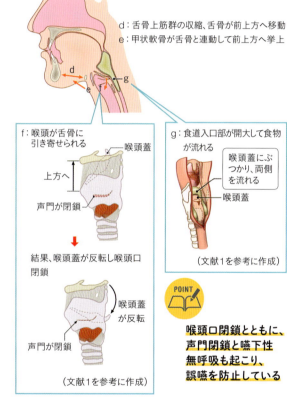

d：舌骨上筋群の収縮、舌骨が前上方へ移動
e：甲状軟骨が舌骨と連動して前上方へ挙上
f：喉頭が舌骨に引き寄せられる
結果、喉頭蓋が反転し喉頭口閉鎖
g：食道入口部が開大して食物が流れる
喉頭蓋にぶつかり、両側を流れる

（文献1を参考に作成）

📝 POINT
喉頭口閉鎖とともに、声門閉鎖と嚥下性無呼吸も起こり、誤嚥を防止している

⑤食道期
食塊が食道の蠕動運動や重力によって胃に運ばれる時期

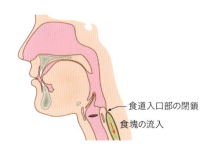

食道入口部の閉鎖
食塊の流入

Part 1

3 まず理解したい摂食嚥下のメカニズム②：咀嚼嚥下のプロセスモデルとは？

三鬼達人

Answer　食物の咀嚼を伴う嚥下（咀嚼嚥下）のメカニズムは、「プロセスモデル」（捕食＋第1期輸送、咀嚼＋第2期輸送、咽頭期、食道期）で示される

　食物を噛んで食べるときは、液体を飲むときの様式とは異なり、従来の4期（5期）モデルでは考えることができません。特に口腔準備期、口腔送り込み期の様式が異なります。この違いを説明するのがプロセスモデルです[1-3]。

　ここでは、咀嚼を伴う固形物を飲むときの嚥下の動態について示します（あわせて口絵も参照）。

1　捕食と第1期輸送（stage I transport、図1-①）[4]

　捕食するときは、口唇・前歯で食物を口に取り込みます。そしてすぐに舌全体が後方へ動くことによって、舌の上に乗せた食物を臼歯部へと移動させます（第1期輸送）。このときの舌の運動をプルバック運動（pull back motion）といいます。

2　食物粉砕

　食物が臼歯部に達すると、舌と頬、奥歯を使って食物粉砕による食塊形成が行われます。このとき、唾液と食物が十分に混ざり合うことが必要です。

　なお、次の第2期輸送は食物粉砕の最中に始まり、並行して行われます。

3　第2期輸送（stage II transport、図1-②）

　食物が咀嚼され、小さくやわらかく嚥下に適した状態（食塊形成）になりはじめると、食塊は舌と口蓋によって後方へ絞り込まれるように中咽頭へと送り込まれます。この送り込みが第2期輸送と呼ばれ、このときの舌の動きを絞り込み運動（squeeze back）といいます。

　咀嚼と嚥下は並行するものであり、咀嚼が行われている間にも食塊は第2期輸送により順次、咽頭へ送り込まれ、中咽頭（喉頭蓋も含む）で食塊形成されます。この咽頭への停留は5〜10秒に及ぶこともあります。

　なお、第2期輸送中の各器官の基本的な動きは、命令嚥下（Part1-2参照）の口腔送り込み期とほぼ一致します。

4　嚥下反射開始時の食塊位置

　水分と固形物の混合物（例：スイカやがんもどきなど）のように、咀嚼することで水分が出るような食品では、咀嚼中に水分のみが先に咽頭に送り込まれます。なぜなら、咀嚼中の口峡部は閉じておらず、口腔内で固形物を咀嚼している間に液体のみが重力の影響により咽頭へ流れていくからです。

　その液体の位置は、下咽頭にまで達します[5]。なお、口腔内の固形物は水分に遅れて、順次、第2期輸送により中咽頭にまで送り込まれます。

　このように食物の種類（液体や固形物、混合物）によって、嚥下反射が開始される位置は異なってきます（図2）。

〈引用文献〉
1. Palmer JB, Rudin NJ, Lara G, et al.：Coordination of mastication and swallowing. Dysphagia 1992；7（4）：187-200.
2. Palmer JB, Hiiemae KM：Integration of oral and pharyngeal bolus propulsion, a new model for the physiology of swallowing. 日本摂食・嚥下リハビリテーション学会誌 1997；1（1）：15-30.
3. 横山通夫, 才藤栄一, 馬場尊, 他：摂食・嚥下障害up to date. 藤谷順子 編, Monthly Book Medical Rehabilitation No.57摂食・嚥下障害リハビリテーション実践マニュアル, 全日本病院出版会, 東京, 2005：203-211.
4. 松尾浩一郎：摂食・嚥下のプロセスモデル：生理学と運動学, 才藤栄一, 向井美惠 監修, 鎌倉やよい, 熊倉勇美, 藤島一郎, 他編, 摂食・嚥下リハビリテーション 第2版, 医歯薬出版, 東京, 2007：70.
5. Saitoh E, Shibata S, Matsuo K, et al.：Chewing and food consistency. effects on bolus transport and swallow initiation. Dysphagia 2007；22（2）：100-107.

図1　プロセスモデル（咀嚼嚥下）

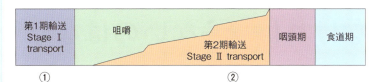

メカニズム

①第1期輸送（stage I transport）
- 舌の上に乗せた食物を臼歯部に運ぶ

舌が後方に動く
食物を歯列側へ回転して臼歯部に運ぶ
（プルバック運動：pull back motion）
（文献4を参考に作成）

②第2期輸送（stage II transport）
- 基本的なメカニズムは4期モデルに準ずる
- 咀嚼嚥下で異なるのは、咀嚼が行われている間も食塊は第2期輸送により順次咽頭へ送り込まれ、中咽頭で食塊形成されること

POINT 液体の嚥下と異なるのは、中咽頭で食塊形成されることと、次の咀嚼が並行して開始されること

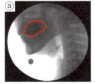 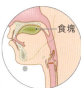

- 捕食し、第1期輸送が起こり、咀嚼が開始される直前

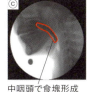

- 第2期輸送により、咽頭腔に送り込まれた食塊が、中咽頭で食塊形成される

中咽頭で食塊形成

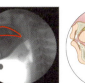

- 咀嚼開始により第2期輸送が開始される。舌が前方から徐々に挙上し、食塊を後方へ絞り込むように咽頭に送る（絞り込み運動：squeeze back）

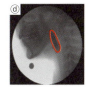

- 嚥下中に軟口蓋が挙上し、咽頭後壁が隆起して鼻咽腔を閉鎖する

図2　食物の種類によって嚥下反射が開始する位置が異なる

- 食べる食品によって、嚥下反射が開始される食塊の位置は変わってくる
- 嚥下反射開始直前の食塊位置を示す

POINT 食事の種類によって嚥下のメカニズムが異なってくることに注意

①液体10cc（命令嚥下）

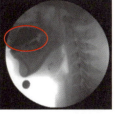

- 液体では口腔内で嚥下反射が開始される

②コンビーフ8g（咀嚼嚥下）

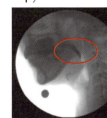

- 咀嚼嚥下では中咽頭で嚥下反射が開始される

③コンビーフ8g＋液体10cc（混合咀嚼嚥下）

固体
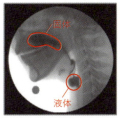
液体

- 混合咀嚼嚥下では、まず液体が下咽頭まで進行してそこで嚥下反射が開始される
- あとから口腔内から移送されてきた固形物は、中咽頭で嚥下反射が開始される

④液体10cc（咀嚼嚥下）

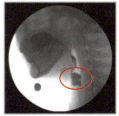

- 液体のみでも、咀嚼させることで舌の能動的な動きによって咽頭へと送り込まれる
- 液体が、下咽頭まで進行し、そこで嚥下反射が開始される

Part 1

4

三鬼達人

摂食嚥下ケアを始めなければならないのはなぜ?

Answer

口から栄養を摂取"しない"ことのデメリットは大きい。
廃用を防ぐためにも早期対応が必要

1 口から栄養摂取することの意義

患者がなんらかの理由で絶食となった場合、栄養管理方法は、急性期であれば多くの場合に静脈栄養法が選択されます。しかし、長期間の絶食では口腔や咽頭に廃用性の変化が生じ、その運動性や知覚を低下させます。特に医療機関における不適切な栄養・活動管理によって、二次性(医原性)のサルコペニア[1](**Part1-7**参照)を発症してしまうこともあるので注意が必要です。

また、消化管を使用しないことで消化吸収障害や免疫力の低下、バクテリアル・トランスロケーション(bacterial translocation、**図1**)など全身性の感染症を引き起こすリスクが高まることが知られています[2]。全身状態が安定し、消化管が安全に使用できる状態ならば、より早い段階で経口摂取や経腸栄養法へ移行させることが必要です。実際の臨床では、米国静脈経腸栄養学会(ASPEN)が推奨する栄養管理法の選択アルゴリズム[3]、また日本静脈経腸栄養学会(JSPEN)ガイドライン[4]などを参考に、栄養投与法を選択することが多いようです(**図2**)[3, 4]。

経口摂取と経腸栄養法を比べた場合は、経腸栄養法では、合併症として下痢や胃食道逆流症、嘔吐などが臨床上の問題となる場合があります。一方で経口摂取の場合は、症候性や感染性の問題がなければ、このような合併症を引き起こすことはありません。

以上のように、口から食べることは生理的な観点からみても効果的な栄養摂取法となります。そして同時に、患者のQOLを維持・向上させる基本的な要素になり得ます。実際に、それまで絶食であった患者が食べられるようになると、なんともいいがたい"よい表情"をみせ、活力あふれた行動へとつながっていきます。このように、口から食べることは単に生物として生きていくための栄養補給だけではなく、食べる喜び・生きる喜びを味わうものであるといっても過言ではありません。

したがって、口から食べることは、人にとって身体的にも心理的にも最も優れた栄養摂取方法であるといえます(栄養状態の整え方については**Part1-7**参照)。

2 摂食嚥下ケアを始めなければならない理由

絶食状態から食事を開始しようとするときに、摂食嚥下障害の原因疾患である脳卒中やパーキンソン病などでは慎重な対応をとる必要があります。

また高齢者では、絶食や手術などの全身状態の変化を契機に、摂食嚥下障害が顕在化することがあるので注意が必要です。その理由として、高齢者ではもともと加齢の影響で咀嚼機能や嚥下機能が低下していることがあります(**表1**)。また、内服薬を多剤服用している影響もあります。例えば、抗精神病薬(**Part6-3・表1**参照)や抗不安薬、抗けいれん薬は、意識レベルの低下を招き、誤嚥を誘発することがあります。また、抗パーキンソン病薬などは不随意運動を生じ、嚥下機能を低下させることがあります。口腔乾燥をきたす薬剤(**Part3-7・表1**参照)にも注意が必要です。

高齢者の場合は基礎疾患を問わず、絶食期間中から廃用性の変化を最小限に留められるように、早い段階から摂食嚥下ケア(間接訓練など)を始めることが重要です。

図1 バクテリアル・トランスロケーションとは

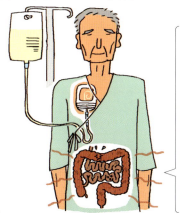

bacterial translocation（BT）
＝生菌以外にも死菌やエンドトキシンなどが腸管腔内から腸管壁を越えて移行すること

 メカニズム

絶食や禁食によって腸管が使われないと、平常時にはみられない腸内細菌の異常増殖が起こる

↓

本来、消化管の中に留まる腸内細菌が、腸管粘膜上皮のバリアを超え、血流やリンパ流を介して体内に移行する

↓

全身感染症を引き起こす

POINT 適切な対応をとらないと全身状態を悪化させる

図2 栄養管理の選択アルゴリズム

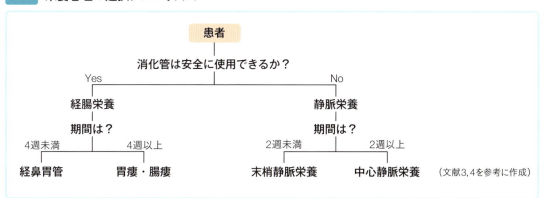

（文献3, 4を参考に作成）

表1 加齢による摂食嚥下諸器官の変化

- 味覚が変化する
- 歯牙欠損や唾液腺の萎縮に伴い、咀嚼機能が低下する
- 舌の萎縮、あるいは頬部などの嚥下諸器官の筋力減退により、食塊口腔内保持能力が低下する（口腔内で保持できなくなる）
- 嚥下反射の惹起性が低下する（嚥下反射が起こりにくくなる）
- 嚥下圧形成能力が低下することにより、咽頭クリアランス（飲み込みの力）が低下する
- 安静時に喉頭が低位をとることにより、嚥下時の喉頭最大挙上位が低下し、食道入口部の開大不全が起こる

POINT 高齢者では、もともと持っている摂食嚥下での問題が、手術や絶食で現れやすくなる

〈引用文献〉
1. Wakabayashi T, Sakuma K：Rehabilitation nutrition for sarcopenia with disability：a combination of both rehabilitation and nutrition care management. Journal of Cachexia, Sarcopenia and Muscle 2014；5(4)：269-277.
2. 竹末芳生：完全絶食下のヒトでbacterial translocationの起こっているエビデンスはあるか. 医学のあゆみ 2004；209(5)：279-282.
3. Guidelines for the use of parenteral and enteral nutrition in adult and pediatric patients. American Society for Parenteral and Enteral Nutrition. JPEN 1993;17(4 Suppl)：1SA-52SA.
4. 日本静脈経腸栄養学会 編：Ⅱ栄養療法の選択基準, 静脈経腸栄養ガイドライン 第3版, 照林社, 東京, 2013：14-17.

Part 1

5 摂食嚥下ケアを始められるタイミングは?

三鬼達人

Answer
直接訓練の開始は、意識状態が改善し、
JCS1桁の時間帯が現れてきたときが1つのめやすになる

絶食状態である患者が、摂食嚥下ケアをスタートできるタイミングをどこで見抜くのでしょうか?

それには患者が絶食になっている理由を把握し、現在どのような時期で、どのような全身状態であるかを確認する必要があります。

また、摂食嚥下障害に対する訓練には、食物を用いないで行う「間接訓練」と、食物を用いて行う「直接訓練」があるので、どちらの訓練を実施するかによって、摂食嚥下ケアをスタートできる徴候を見抜く視点は変わってきます。

1 絶食の理由と対応

絶食が必要になる理由は、大きく以下の3つに分けられます(図1)。

1)治療上の問題で絶食となっている

治療上、絶食が必要となる患者には、「全身麻酔の手術前後」「脳神経系の疾患で意識状態や全身状態が不安定」「胸腹部疾患で循環動態や消化管の安静が必要」「化学療法や放射線療法中の副作用の影響」など多岐にわたりますが、この場合は基本的に全身状態や呼吸状態が安定し急性期治療が終了したときが、摂食嚥下ケアをスタートできる徴候です。

ただし、口腔ケアを含めた口腔機能向上訓練(口腔のマッサージや肩・頸部のリラクゼーション、Part4参照)などは、治療上問題とならなければ、口腔周囲筋や咽頭機能の廃用を予防するため、急性期であったとしても積極的に実施すべきでしょう。

2)意識レベルが問題で絶食となっている

覚醒が悪い状態では、基本的に直接訓練は開始できません。意識レベルが改善するのを待って実施し

たほうがよいでしょう。具体的には、1日のうちでJCS*1桁の時間帯があれば、直接訓練をスタートできるタイミングといえます。

ただし、意識レベルがJCS3桁であったとしても、廃用予防のため口腔ケアや口腔機能向上訓練などは積極的に行うべきです。JCS2桁の場合は、覚醒を促した状態で口腔機能向上訓練を行うほか、その患者の摂食嚥下機能に合わせた間接訓練を追加して訓練を実施すべきでしょう。

いずれにしても、この段階では意識レベルが悪いのに無理な経口摂食を試みないことがポイントです。また、絶食期間中の廃用予防をどのように防ぐかに視点を置いて、摂食嚥下ケアをスタートできるタイミングを見抜くことが必要です。

3)誤嚥性肺炎が問題で絶食となっている

摂食嚥下障害者や高齢者では、咳嗽反射や咳嗽力が低下していることがあります[1]。誤嚥をしても咳がない、もしくは咳が非常に遅れる場合を不顕性誤嚥(silent aspiration)といいますが、この不顕性誤嚥は、摂食嚥下障害例の嚥下造影や嚥下内視鏡検査において、約50%に認めたという報告もあります[2]。つまり誤嚥性肺炎症例では、嚥下障害を自覚していない場合や、一見すると嚥下障害がなさそうな場合もあるため、特に注意が必要です。摂食嚥下障害と関連する症状を表1に示します。

誤嚥性肺炎症例への対応は、急性期であれば口腔ケアの徹底、口腔機能向上訓練の実施、そして、全身状態が改善したら呼吸機能を強化する呼吸訓練や排痰法(咳嗽訓練、ハフィングなど、Part4-6、7参照)を実施するとよいでしょう。

*【JCS】=Japan Coma Scale:日本昏睡スケール。意識障害レベルの分類法。患者の状態を、3桁(刺激しても覚醒しない)、2桁(刺激すると覚醒する)、1桁(刺激しなくても覚醒している)に分類し、さらにそれぞれを3段階に評価することから、3-3-9度方式ともいう。

図1 摂食嚥下ケアをスタートできるタイミング

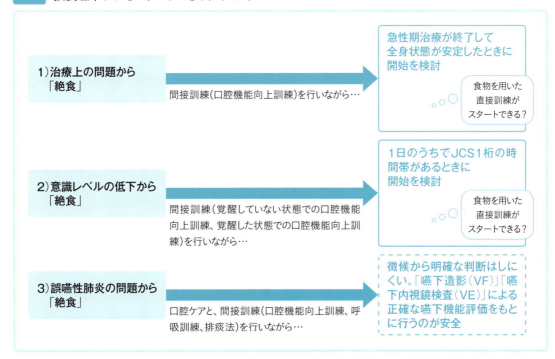

表1 摂食嚥下障害を疑いたい症状

☐ よく熱を出す	☐ 食べる量が減った
☐ 食べられない、飲み込めない	☐ 食事の好みが変わった
☐ 食事中や食事後に、むせ込みや咳が多い	☐ 食後に声がかすれる
☐ よく咳が出る、寝ているときに咳き込む	☐ 喉の違和感や残留感がある
☐ 食事時間が長くなった	☐ 体重が減少した、倦怠感がある

POINT 一見して嚥下障害がなさそうな場合でも、これらの症状がみられるときは注意したい

　誤嚥性肺炎の場合、直接訓練をスタートできるタイミングは、明確な判断材料がないのが現状です。誤嚥性肺炎は繰り返し発症するリスクが非常に高いので、直接訓練をスタートさせるときには、嚥下造影、嚥下内視鏡検査（Part2-6参照）などで正確に嚥下機能評価を行い、安全条件を十分に検討したうえで行うことを強く推奨します。

〈引用文献〉
1. Yamaya M, Yanai M, Ohrui T, et al.: Intervention to prevent pneumonia among older adults. J Am Geriatr Soc 2001; 49(1): 85-90.
2. 水野雅康, 才藤栄一: 単純レントゲン検査による嚥下障害のスクリーニング－造影剤嚥下前・後レントゲン像とvideofluorography所見との比較－. リハ医学 2000; 37(10): 669-675.

Part 1

6 摂食嚥下ケアを始められる患者状態は？（原疾患、既往歴、全身状態）

三鬼達人

Answer　間接訓練を行う際は、バイタルサインの安定と、リスク管理が前提。
直接訓練を行う際は、さらに意識状態や嚥下反射、咳による喀出の確認が必要

摂食嚥下ケアをスタートできる患者状態を判断するには、患者が今どのような状態であるか、嚥下障害のリスクはあるか、食べられる状況にあるのかを確認します。

1　原疾患・既往歴を確認する

摂食嚥下障害の原疾患やこれまでの既往を確認し、患者がリスク状態にあるかどうかを見抜きましょう。

摂食嚥下障害に関連する主な病歴を表1に示します。この病歴のなかで1項目でも該当するものがあれば、摂食嚥下障害を積極的に疑って、観察や確認、スクリーニングテスト（Part2-4参照）を実施します。

この段階で重要なのは、「だから摂食嚥下ケアをスタートさせない」のではなく、あくまでも「障害がありそうだ」と疑うことです。

2　間接訓練の絶対条件を確認する[1,2]

患者の全身状態は日々変化するので、それらに対応できるように、「ベッドサイド訓練を開始するための絶対条件」を示します（表2）。間接訓練の場合は、必ず表2の最初の2件を満たしている必要があります。

1. バイタルサインが安定している（特に発熱に注意）
2. リスク管理がしっかりとなされている

間接訓練を行うときの注意点は、患者の何が問題で、何のためにその訓練をするのか、何をめざして行うのかを常に確認してください。すなわち、選択した訓練内容が患者にとって「真に必要な運動か」「目的に応じた訓練か」「運動はうまくいっているか」「運動負荷量は適切か」「過度な疲労はないか」を必ず評価しながら

行うことが大切です。

3　直接訓練の絶対条件を確認する[1,2]

直接訓練の場合は、以下の条件を追加して確認します。

3. 意識障害がない（覚醒していること、JCS1桁）
4. 脳血管障害の進行がない
5. 嚥下反射を認める
6. 十分な咳ができる（随意性または反射性）

直接訓練は、「窒息」や「誤嚥性肺炎」といったリスクを伴うので、これらのリスクをできる限り回避する必要があります。したがって、この絶対条件が1項目でも外れるものがあれば直接訓練は開始すべきでないと判断します。

この「絶対条件」は、初めて訓練を開始するときの最も重要な観察ポイントですが、訓練が開始されたあとも、常にこの絶対条件が満たされているかを確認しましょう。

〈引用文献〉
1. 塚本芳久：急性期嚥下障害へのアプローチ．臨床リハ 1995；4(8)：721-724．
2. 近藤克則，二木立：急性期脳卒中患者に対する段階的嚥下訓練．総合リハ 1998；16(1)：19-25．
3. Kikuchi R, Watabe N, Konno T, et al.：High incidence of silent aspiration in elderly patients with community-acquired pneumonia. Am J Respir Crit Care Med 1994；150(1)：251-253．

表1 摂食嚥下障害に関連する病歴

- ☐ **窒息**の既往はないか
- ☐ **肺炎（誤嚥性肺炎、間質性肺炎など）** の既往はないか
- ☐ **肺疾患（COPD、喘息、慢性気管支炎など）** の既往はないか
- ☐ **脳疾患（脳血管障害、脳腫瘍、脳炎、頭部外傷など）** の既往はないか
- ☐ **神経筋疾患（パーキンソン病、筋萎縮性側索硬化症、重症筋無力症など）** の既往はないか
- ☐ **気管切開、気管内挿管**が行われていないか
- ☐ **頸部・胸腹部の手術**が行われていないか
- ☐ **放射線治療**が行われていないか

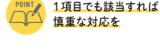

POINT 1項目でも該当すれば慎重な対応を

誤嚥性肺炎の既往がある患者では注意が必要
- 誤嚥性肺炎があるということは、咳嗽反射の閾値が上昇し（＝咳反射の低下）、不顕性誤嚥を生じたり、誤嚥物を咳反射で喀出したりする能力が低下していると考える[3]
- 誤嚥性肺炎は、一度でもかかると繰り返し発症しやすくなる

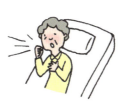

表2 訓練を開始するための絶対条件

POINT 絶対条件は必ずクリアしてスタート。1項目でも該当すれば中止！

1. バイタルサインが安定している（特に発熱に注意）	YES・NO
2. リスク管理がしっかりとなされている （例：パルスオキシメータ、吸引器の設置など、不測の事態に対応できる準備を）	YES・NO
3. 意識障害がない（覚醒していること、JCS1桁）	YES・NO
4. 脳血管障害の進行がない	YES・NO
5. 嚥下反射を認める （例：自然な唾液嚥下の確認。例えば会話中や口腔ケア時の嚥下反射の確認など）	YES・NO
6. 十分な咳ができる（随意性または反射性）	YES・NO

1〜2：日々の「間接訓練」開始前にチェック
1〜6：日々の「直接訓練」開始前にチェック

（文献1,2を参考に作成）

Part 1

7 栄養状態の整え方は?

三鬼達人

Answer 栄養状態は嚥下機能にも影響を及ぼしやすい。
全身的な栄養アセスメントを行い、必要栄養量・必要水分量を投与する

1 栄養状態を確認する

低栄養の状態では、疲労感などにより誤嚥を起こしやすくなります。また、食べる意欲そのものを低下させます。よって低栄養状態のときは、嚥下機能への影響を少しでも減らすため、摂食訓練を開始するときまでに十分に栄養状態を改善しておく必要があります。

栄養状態のチェックポイントを**表1**に、1日必要栄養量の求め方を**表2**に示します。

2 脱水の有無を確認する

嚥下障害の患者では、低栄養だけでなく脱水にも陥りやすいため、脱水状態になっていないかを確認する必要があります。

臨床の現場で脱水を見きわめるためには、口渇感、尿量減少、口唇の乾燥、頭痛、嘔気、全身倦怠感、腋の下の乾燥ぐあいを観察するのはもちろんのこと、ツルゴール(**図1**)や毛細血管再充満時間(capillary refilling time:CRT、**図2**)[1]の測定を行うとよいでしょう。また、脱水を予防するためには、1日必要水分量を計算して投与することを推奨します。

1日必要水分量の計算方法を**表3**に、1日必要水分量と排泄量を**表4**[2]に示します。

また、脱水を見抜くためにチェックしたい検査値について**表5**に示します。

3 サルコペニアとフレイル

摂食嚥下障害により適切な栄養が摂取できなくなり、低栄養状態や体力の低下が続いてしまうと、介護が必要な状態に移行する可能性が高まります。特に高齢者では「基礎体力の低下」「活動性の低下」「精神活動の低下」などによりサルコペニアやフレイルに移行しやすいため、栄養状態を良好に保ち適切な活動を促すことは重要です。

サルコペニアとは、「加齢に伴う筋力の減少、又は老化に伴う筋肉量の減少」のことをいいます[3]。サルコペニア(**表6**[4]、**表7**[5,6])は転倒・骨折、寝たきりなどの原因にもなるため、十分な栄養を摂取し、適切な運動により、サルコペニアを予防することが重要です。なお、サルコペニアは、2016年10月に国際疾病分類(ICD-10)に登録され、国際的に病気と認識されています。

フレイルとは、「加齢に伴い身体の恒常性が低下し、健康障害を起こしやすくなった状態」のことをいいますが、一方で、適切な介入・支援により生活機能の維持向上が可能な状態像のことをいいます。フレイルは、筋肉や身体機能の低下のほか、疲労感や活力の低下なども含みます(**表8**)[7]。フレイルは、日本人の要介護状態に至る要因として上位に挙げられます。

以上より、栄養状態を評価するときには、サルコペニアやフレイルに移行する可能性がないか、あるいは、このような状態に至ってないかを考え、栄養評価のみならず筋肉量や活動量といった項目に関しても評価するとよいでしょう。

それぞれの診断基準や分類、定義については表を参考にしてください。

表1　栄養状態のチェックポイント

①全身状態	るい痩、肥満、浮腫の有無
②皮膚、粘膜	乾燥、皮膚炎、出血斑などの有無
③BMI（body mass index）	$= \dfrac{体重[kg]}{身長[m] \times 身長[m]}$　〈体格判定基準〉 18.5未満　　　：やせ 18.5〜25未満　：標準 25〜30未満　　：肥満 30以上　　　　：高度肥満
④％健常時体重	$= \dfrac{現在の体重}{健常時体重} \times 100$　〈栄養障害〉 85〜95％：軽度 75〜85％：中等度 75％以下：高度
⑤体重減少率（％）	$= \dfrac{健常時体重 － 現在の体重}{健常時体重} \times 100$　〈栄養障害〉 5％　　　：軽度 10％　　　：中等度 10％以上：高度
⑥血清総タンパク、血清アルブミン濃度ほか検査値	基準値　●総タンパク（TP）：6.7〜8.3g/dL ●血清アルブミン（Alb）[*1]：3.8〜5.3g/dL ●プレアルブミン（PA）[*2]：22〜40mg/dL ●総リンパ球数（TLC）[*3]：2,000/μL以上

＊1＝血清アルブミン値は半減期が21日のため、短期間の変化には対応しない
＊2＝プレアルブミン値は、半減期が2日のため短期間の変化をよくとらえるが、保険適用外の検査である
＊3＝総リンパ球数は栄養状態をよく反映し、低栄養になると低下する

POINT
栄養状態を整えてから直接訓練を開始する

表2　1日必要栄養量の求め方

● 一般的な方法として、「標準体重」と「生活活動量」によって計算することができる

〈①標準体重を求める〉
標準体重（kg）＝身長（m）×身長（m）×22

例：身長160cmの場合、1.6×1.6×22≒56.3kgとなる

〈②生活活動量による必要エネルギー量を見積る〉

労働の程度	体重1kg当たりの必要エネルギー量
ほとんど寝たきりの高齢者や、安静を指示されている入院患者	20kcal
ある程度糖尿病の重い場合や、無職の高齢者など、主に部屋の中で生活している人	25kcal
サラリーマンや主婦、教師、医師、看護師、運転手など	30kcal
農繁期の農夫、操業中の漁夫、山林業、建設作業員など	35kcal
左官、大工、とび職など	40kcal

例：体重1kg当たり25kcalを必要とする

〈③1日必要栄養量を計算〉
1日必要エネルギー量＝体重1kg当たりの必要エネルギー量（②）×標準体重（①）

例：25（kcal）×56.3（kg）＝1,407.5（kcal）が1日必要栄養量

図1　ツルゴールの確認

- ツルゴールとは、皮膚に緊張がある状態のことを指す
- 脱水になると皮膚の緊張がなくなり、ツルゴールが低下する

方法

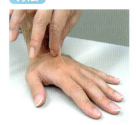

①手の甲を軽くつまむ
②つまんだ皮膚の戻りを2秒間観察する
③2秒で戻らない場合は脱水を疑う
＊高齢者の場合、もともと皮膚の張りがないため判定が困難なときがある。しかし、ごく軽度でも皮膚の戻りはあるため、その戻りを観察することが必要

図2　毛細血管再充満時間（CRT）の確認

- 脱水症から循環血液量が不足すると、脳や心臓などの重要な臓器に血液が優先的に送られるため、相対的に皮膚の血流量は減る
- 爪を押して血流を制限したあと、血流が戻って色調が戻るまでの時間（capillary refilling time）が基準値より延長した場合、脱水症を疑う

方法

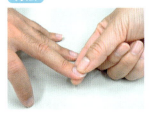

①患者の手を心臓の高さに保つ
②中指爪の背側を5秒間圧迫する
③圧迫解除後の色調が戻るまでの時間をストップウォッチなどで測定する
＊基準値：小児・成人男性＝2秒、成人女性＝3秒、高齢者＝4秒
＊基準値よりも再充満時間が遷延している場合は、脱水を疑う

（文献1より引用）

表3　1日必要水分量の計算方法

実際の1日水分量の求め方①
■体重から求める方法（60kgの場合）
「不感蒸泄＋予測尿量＋便中水分－代謝水」

不感蒸泄：60kg×15mL＝900mL
予測尿量：尿1mL×60kg×24時間＝1,440mL
排便水分：100mL
代謝水　：60kg×5mL＝300mL
合計　　：900＋1,440＋100－300＝2,140mL

実際の1日水分量の求め方②
■簡易方法（成人一般）

必要水分量＝35（mL/kg）×現在の体重（kg）
（なお、体温が1℃上昇するごとに150mL増水させる）

表4　in-outの把握（1日必要水分量と排泄量）

in（摂取量）		out（排泄量）	
食事	800〜1,300mL	尿	1,000〜1,500mL
飲水	900〜1,100mL	便	100〜200mL
代謝水	200mL	不感蒸泄	800〜900mL
合計	1,900〜2,600mL	合計	1,900〜2,600mL

（文献2より引用）

表5 脱水の検査値傾向

	検査値	低	基準値	高
血液	ヘモグロビン（Hb）		男性：13.1〜16.6g/dL 女性：12.1〜14.6g/dL	⬆
	ヘマトクリット（Ht）		男性：40〜52% 女性：35〜47%	⬆
生化学	血清アルブミン（Alb）		3.8〜5.3g/dL	⬆
	血清総タンパク（TP）		6.7〜8.3g/dL	⬆
	血中尿素窒素（BUN）		8〜20mg/dL	⬆
	血清クレアチニン（Cr）		男性：0.6〜1.1mg/dL 女性：0.4〜0.8mg/dL	⬆
	BUN/Cr比		約10	⬆ 25以上
	血清ナトリウム（Na）	⬇	136〜147mEq/L	⬆
	血清クロール（Cl）	⬇	98〜108mEq/L	⬆
	血清カリウム（K）	⬇	3.5〜4.5mEq/L	
尿	尿比重		1.010〜1.030	⬆

 POINT 脱水時はこれらの検査値が高値・低値を示しやすい

表6 サルコペニアの診断基準（アジア人のサルコペニア基準）

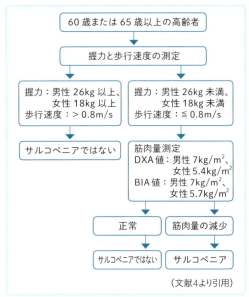

（文献4より引用）

DXA＝dual energy X-ray absorptiometry
（二重エネルギーX線吸収法）
BIA＝bioelectrical impedance analysis
（生体電気インピーダンス法）

表7 サルコペニアの分類

原発性サルコペニア	年齢が関与したサルコペニア	年齢以外明らかな原因なし
二次性サルコペニア	活動量に関連したサルコペニア	ベッド上安静、不活発な生活習慣 体調不良、無重力状態
	疾病が関連するサルコペニア	進行した臓器不全（心臓、肺、肝臓、腎臓、脳） 炎症性疾患、悪性腫瘍、内分泌疾患
	栄養が関連するサルコペニア	摂食不良、吸収不良、食思不振

（文献5,6より引用）

表8 Friedらのフレイルティの定義

① 体重減少
② 主観的疲労感
③ 日常生活活動量の減少
④ 身体能力（歩行速度）の減弱
⑤ 筋力（握力）の低下

上記の5項目中3項目以上該当すればフレイルティ

（文献7より引用）

 POINT 「十分な栄養」「適切な運動」で予防することが重要

〈引用文献〉
1. 樋代真一，伊丹儀友：臨床所見・徴候からのアプローチ 4脱水．透析患者診療のための診断基準・重症度スコア—適切な病院評価のために．臨床透析 2008；24(7)：1-4．
2. 矢野理香：ナーシングレクチャー 水・電解質・内分泌系の異常と看護．中央法規出版，東京，1999；12．
3. Rosenberg I：Summary comments：epidemiological and methodological problems in determining nutritional status of older persons. Am J Clin Nutr 1989；50(5 Suppl)：1231-1233.
4. Limpawattana P, Kotruchin P, Pongchaiyakul C：Sarcopenia in Asia. Osteoporosis and Sarcopenia 2015；1(2)：92-97.
5. 厚生労働省：「日本人の食事摂取基準（2015年版）」策定検討会報告書Ⅱ各論 ＜参考資料1 対象特性＞ 高齢者．
https://www.mhlw.go.jp/file/05-Shingikai-10901000-Kenkoukyoku-Soumuka/0000114399.pdf（2019.7.20アクセス）
6. Cruz-Jentoft A, Baeyens J, Bauer J, et al.：European Working Group on Sarcopenia in Older People. Sarcopenia：European consensus on definition and diagnosis：Report of the European Working Group on Sarcopenia in Older People. Age Aging 2010；39(4)：412-423.
7. Fried LP, Tangen CM, Walston J, et al.：Cardiovascular Health Study Collaborative Research Group. Frailty in older adults：evidence for a phenotype. J Gerontol A Biol Sci Med Sci 2001；56(3)：M146-156.

〈参考文献〉
1. 藤谷順子：低栄養・脱水．才藤栄一，向井美惠 監修，鎌倉やよい，熊倉勇美，藤島一郎，他編，摂食・嚥下リハビリテーション 第2版，医歯薬出版，東京，2007：229-231．
2. 西﨑祐史，渡邊千登世 編：ケアに生かす検査値ガイド．照林社，東京，2011．
3. 岡田淳 編著：早わかり検査値ノート．照林社，東京，2006．

Part 1

8 リスク管理①：誤嚥のタイプは？

三鬼達人

Answer
誤嚥は3つの期に分け、「嚥下前誤嚥」「嚥下中誤嚥」「嚥下後誤嚥」として評価する。誤嚥のタイプとしては、不顕性誤嚥に最も注意が必要

1 不顕性誤嚥に注意

誤嚥とは、食物や唾液などが声門を越えて気道に侵入することを指します。

一方、食物や唾液が喉頭内、声門上に侵入した場合を喉頭侵入といいます。通常、健常者では誤嚥や喉頭侵入が起こると生体の防御反応により、気道内に侵入したものを機械的に除去するため、「咳」や「むせ」として喀出しますが、摂食嚥下障害者や高齢者においては、この反応が低下していることがあるので注意が必要です[1]。

誤嚥をしても咳がない、もしくは、咳が非常に遅れる場合を、不顕性誤嚥（silent aspiration）といいます。この不顕性誤嚥は、嚥下障害が重度になるほど発症しやすく、嚥下障害患者の5割に不顕性誤嚥を認めたという報告もあります[2]。したがって、食事を摂取している間、咳やむせ込みがなくても誤嚥をしていないとはいえないので、日常のささいな変化や症状を見落とさないように観察していく必要があります。また、この不顕性誤嚥は夜間睡眠中に起こりやすいことが知られているため、食事以外の部分でも対応が必要となります。

食事中では食前・食後の声質の変化には十分な注意を払いましょう。絶食中の場合は、声質を確認して、湿性嗄声*なら唾液などの分泌物を不顕性誤嚥してしまう可能性が高くなるので要注意です。

発声ができない患者では、頸部聴診（**Part2-4参照**）を用いて咽頭部の呼吸音や嚥下音を確認するとよいでしょう。

2 不顕性誤嚥時の対応

不顕性誤嚥は夜間睡眠中に最も起こりやすいことが知られています。理由の1つとして、睡眠中に唾液の分泌が抑制されることで、嚥下回数の頻度が少なくなるためと報告されています[3-5]。

また、さまざまな報告がありますが、健康な成人が1日に行う嚥下の回数は平均582回（203回～1,008回）、食事中に起こる嚥下の頻度は1時間当たり23.5±11.5回、睡眠中に起こる嚥下の頻度は1時間当たり5.3±1.7回との報告があり、睡眠中の嚥下の頻度は覚醒時に比べて大幅に少なくなります[6,7]。

誤嚥によって引き起こされる誤嚥性肺炎は、食事中の誤嚥よりも、夜間睡眠中に本人すら気づかないような不顕性誤嚥を繰り返して発症する人に多いことが指摘されています[8]。したがって、不顕性誤嚥への対応は食事中だけの対応では不十分であり、夜間睡眠中の不顕性誤嚥に対する対策が必要です。特に夜間睡眠中は唾液分泌量の減少がみられ口腔内細菌が増える傾向があるので、口腔内環境の質を上げる目的で、「就寝前に義歯を外す」「口腔ケアを行う」「就寝時の体位を側臥位として誤嚥のリスクを減らす」などの対応が必要です。

また、不顕性誤嚥を起こしている可能性が高い人では、意識的に咳払いを促すことが重要です。特に食事中や食後に症状の変化がある場合には喉頭侵入や誤嚥の可能性が高まるので、いったん食事を止めるか、嚥下の回数に応じて随意的な咳払いを行うタイミングを決めて実施します。また、交互嚥下や複数回嚥下などの嚥下手法を用いて誤嚥のリスクを軽減さ

＊【湿性嗄声】＝声帯、喉頭前庭、喉頭周囲に唾液などが貯留したときに起こる声質の変化のこと（wet hoarseness、gargling voice）。湿り気を帯びたゴロゴロ・ゼロゼロした声として聴こえる。

表1　不顕性誤嚥への対応

- **適切な口腔管理**
  - 口腔ケアの徹底
  - 義歯の適切な管理
- **呼吸訓練、咳嗽訓練などの実施**
- **摂食嚥下リハビリテーションの実施**
- **胃食道逆流の予防**
  - 食後2時間ほど座位姿勢を保つ
  - 半固形化栄養法の導入
  - 側臥位での就寝

POINT　夜間睡眠中に起こりやすいことに注意

表2　Logemannの誤嚥の分類

嚥下前誤嚥	●嚥下反射開始前に誤嚥 ●食塊のコントロールができずに、嚥下反射が起こる前、あるいは喉頭閉鎖前に誤嚥する ●嚥下反射惹起障害が主体である病態
嚥下中誤嚥	●嚥下反射開始から終了までの間の誤嚥 ●嚥下反射は起こるが喉頭閉鎖が不完全となる病態
嚥下後誤嚥	●嚥下反射終了後の誤嚥 ●嚥下後、咽頭残留が気道内に侵入する誤嚥 ●上食道括約筋の機能不全、咽頭機能不全となる病態

＊詳細は「口絵」参照

（文献10より引用）

せるように対応します（Part5-7参照）。有効な咳払いや咳嗽ができない場合には吸引を実施することも考慮します。

いずれにしても、誤嚥に起因する誤嚥性肺炎の治療では、適切な抗菌薬投与と同時に、嚥下機能の改善をめざす摂食嚥下リハビリテーションや、誤嚥内容物の質を改善する口腔ケアを徹底することが必須です（**表1**）。

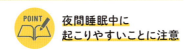
誤嚥の区分

誤嚥の評価は、嚥下内視鏡検査や嚥下造影によって確定診断がなされますが、その診断は、「誤嚥」と「嚥下反射」との関係を検討します[9]。

すなわち嚥下反射開始時点を基準に、「嚥下前誤嚥」「嚥下中誤嚥」「嚥下後誤嚥」と区分されます（**表2**[10]、**口絵**参照）。

〈引用文献〉
1. Yamaya M, Yanai M, Ohrui T, et al.：Interventions to prevent pneumonia among older adults. *J Am Geriatr Soc* 2001；49（1）：85-90.
2. 水野雅康, 才藤栄一：単純レントゲン検査による嚥下障害のスクリーニングー造影剤嚥下前・後レントゲン像とvideofluorography所見との比較ー. リハ医学 2000；37(10)：669-675.
3. Kapila YV, Dodds WJ, Helm JF, et al.：Relationship between swallow rate and salivary flow. *Dig Dis Sci* 1984；29(6)：528-533.
4. 寺本信嗣：誤嚥性肺炎オーバービュー. 日本胸部臨床 2009；68（9）：795-808.
5. Schneyer LH, Pigman W, Hanahan L, et al.：Rate of flow of human parotid, sublingual, and submaxillary secretions during sleep. *J Dent Res* 1956；35：109-114.
6. Lear CS, FLANAGAN JB Jr, MOORREES CF, et al.：The frequency of deglutition in man. *Arch Oral Biol* 1965；10：83-99.
7. Lichter I, Muir RC：The pattern of swallowing during sleep. *Electroencephalogr Clin Neurophysiol* 1975；38（4）：427-432.
8. 佐野公則, 梅野博仁, 千年俊一, 他：睡眠中の嚥下と呼吸. 音声言語医学 2001；52(2)：132-140.
9. Murray J：Manual of Dysphagia Assessment in Adults, Sun Diego, USA：Singular publishing group；1999：142-143.
10. Smith CH, Logemann JA, Colangelo LA, et al.：Incidence and patient characteristics associated with silent aspiration in the acute care setting. *Dysphagia* 1999；14（1）：1-7.

Part 1

9

三鬼達人

リスク管理②：
誤嚥性肺炎のリスク管理は?

Answer　予防が重要であり、
「口腔ケア」「体位調節」「咳・痰の喀出力の強化(咳嗽訓練、排痰法)」に留意する

誤嚥性肺炎は誤嚥に引き続いて発症する肺炎のことで、食物や胃内容物または咽頭分泌物(唾液)を誤嚥し、咳反射などでこれを排除できないときに発生します。誤嚥時は、食物や唾液だけでなく細菌も一緒に肺に流れ込むため、この細菌が肺の中で増殖して誤嚥性肺炎が起こります。

1 誤嚥性肺炎の要因

誤嚥性肺炎による死亡に関する調査としては、厚生労働省による死因別死亡率の調査[1]と、日本の誤嚥性肺炎研究グループ(Japanese Study Group on Aspiration Pulmonary Disease：JSAP)による調査結果[2]があります。

厚生労働省の「人口動態統計」における「わが国の死因別死亡率」では、平成23(2011)年度から平成28(2016)年度まで、肺炎が3位となっています。なお、平成29(2017)年度は、肺炎と誤嚥性肺炎が区別されたことにより、肺炎5位、誤嚥性肺炎7位と報告されています(**図1**[1]、**表1**[1])。この変更は、ICD-10(2013年版、平成29年1月適用)による原死因選択ルールの明確化によるものと考えられます。

また、日本の誤嚥性肺炎研究グループによる「年齢別にみた肺炎患者に占める誤嚥性肺炎の割合」では、高齢者では誤嚥性肺炎が原因で亡くなる方が多数を占めていることがわかります(**図2**)[2]。

このように、わが国においては、高齢者が誤嚥性肺炎で亡くなる現状が明らかになっています。今後、超高齢化社会がさらに進むことが予測されている社会情勢においては、誤嚥性肺炎への対策が重要になると考えます。

誤嚥性肺炎は、高齢者や脳卒中患者に多く発症します。その理由として、高齢者では、加齢に伴う咳反射、嚥下機能の低下、基礎体力の低下によって引き起こされることが考えられます。

脳卒中患者(特に大脳基底核領域の脳梗塞)では、神経伝達物質(ドーパミン不足、サブスタンスP[*1]放出低下)の欠乏によって、咳反射や嚥下反射の神経活動が低下して起こることが知られています[3]。

誤嚥性肺炎は再発を繰り返す特徴があり、再発により耐性菌が発生して抗菌薬に抵抗性を持つため、現在でも多くの高齢者が死亡する原因となっています。

誤嚥性肺炎の要因は、「口腔内細菌の増殖」「誤嚥」「免疫力の低下」の3つが関係しています。免疫力の低下した状態で、細菌が付着した食物や唾液を誤嚥すると、発症のリスクが高まります。

この誤嚥性肺炎は、食事摂取と関係なく発症することもあります。汚染された唾液を誤嚥する、胃食道逆流が原因で胃内容物を誤嚥する、嘔吐に伴うMendelson(メンデルソン)症候群[*2]などがありますが、特に睡眠中の誤嚥には注意が必要です。高齢者では睡眠薬や鎮静薬、向精神薬を服用していることが多いので、上気道反射(咳反射)が低下している可能性があるからです。

健康な高齢者であっても、寝ている間は30分以上嚥下をしない時間があることが報告されており、この間、咽頭に流れてきた分泌物は、必然的に誤嚥されてしまいます[4]。

---

*1【サブスタンスP】=迷走神経知覚線維の神経末梢に貯蔵される物質。食物を飲み込む刺激や、喉頭や気道に異物が侵入したときの刺激により、このサブスタンスPが放出され、嚥下反射や咳反射が起こるとされる。このサブスタンスPの合成は、黒質線条体で生成されるドーパミンにより促進されるという報告がある(Sekizawa K, Part6-1参照)。
*2【Mendelson(メンデルソン)症候群】=嘔吐に伴い酸度の強い胃液(胃酸)を気道内に誤嚥することによって引き起こされる化学性肺炎。

図1 主な死因別死亡数の割合(平成29年)

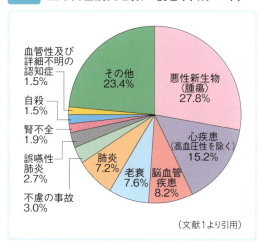

(文献1より引用)

表1 死因順位別死亡数・死亡率（平成29年）

	死因[*1]	死亡数（人）	死亡率[*2]
第1位	悪性新生物〈腫瘍〉	373,178	299.4
第2位	心疾患(高血圧性を除く)	204,203	163.8
第3位	脳血管疾患	109,844	88.1
第4位	老衰	101,787	81.7
第5位	肺炎	96,807	77.7
第6位	不慮の事故	40,395	32.4
第7位	誤嚥性肺炎	35,740	28.7
第8位	腎不全	25,135	20.2
第9位	自殺	20,431	16.4
第10位	血管性及び詳細不明の認知症	19,559	15.7
全死因		1,340,433	1075.4

[*1]＝死因分類は、ICD-10(2013年版準拠)による。
[*2]＝人口10万対。

(文献1より引用、一部改変)

2 誤嚥性肺炎の症状

症状としては、肺炎の場合、高熱、咳、痰、呼吸困難、胸痛などを主症状としますが、誤嚥性肺炎の場合、これらの症状がはっきりと出ないのが特徴です。

高齢者の場合、体温の上昇がないか、あっても微熱程度のものが少なくありません。また、呼吸数が増え、脱水状態にあることが多いといわれています。したがって、「なんとなく元気がない」「食欲がない」「食事時間が長くなった」などの症状がみられる場合は、誤嚥性肺炎を疑います。誤嚥性肺炎の診断基準を表2[5]に示します。

3 誤嚥性肺炎の予防

誤嚥性肺炎の予防には、咳反射を亢進させる降圧薬であるACE阻害薬が有効との報告があります[6]。実際に、脳梗塞の既往のある患者にACE阻害薬を2年間投与した場合、投与しない群より肺炎発生率を約1/3に減らすことができたという報告もあります[7]。

また、脳梗塞後遺症に使われるアマンタジン塩酸塩や抗血小板作用を持つ脳梗塞予防薬も有効であるとの報告もあります。アマンタジン塩酸塩を3年間にわたり投与した群のほうが、投与しない群に比べ高齢者の肺炎を1/5に減らすことができ[8]、抗血小板薬では、肺炎の発症を約1/2に減少することができたという報告があります[9]。

これらの治療薬は咳反射や嚥下反射を改善し、誤嚥性肺炎を予防するといわれます。しかし薬剤による治療だけでなく、口腔ケアを徹底し口腔内を清潔にする、胃液逆流を防ぐための体位調節、咳・痰の喀出力の強化(咳嗽訓練、排痰法)なども、誤嚥性肺炎の予防のために大切です。

〈引用文献〉
1. 厚生労働省：平成29(2017)年人口動態統計月報年計(概数)の概況.
 http://www.mhlw.go.jp/toukei/saikin/hw/jinkou/geppo/nengai17/dl/kekka.pdf(2019.7.20アクセス)
2. 寺本信嗣：誤嚥性肺炎・オーバービュー. 日本胸部臨床 2009；68(9)：799.
3. 藤島一郎 編著：よくわかる嚥下障害 改訂第2版. 永井書店, 大阪, 2005：71.
4. Sato K, Nakashika T：Human adult deglutition during sleep. Ann Otol Rhinol Laryngol 2006；115(5)：334-339.
5. 平成8年長寿科学総合研究事業「嚥下性肺疾患の診断と治療に関する研究班」.
6. Sasaki H, Sekizawa K, Yanai M, et al.：New strategies for aspiration pneumonia. Intern Med 1997；36(12)：851-855.
7. Sekizawa K, Matsui T, Nakagawa T, et al.：ACE inhibitors and puneumonia. Lancet 1998；352(9133)：1069.
8. Sekizawa K, et al.：Amantadine and pneumonia in elderly stroke patients. Lancet 1999；353：2151.
9. Yamaya M, Yanai M, Ohrui T, et al.：Antithrombotic therapy for prevention of pneumonia. J Am Geriatr Soc 2001；49(5)：687-688.

図2 年齢別にみた肺炎患者に占める誤嚥性肺炎の割合

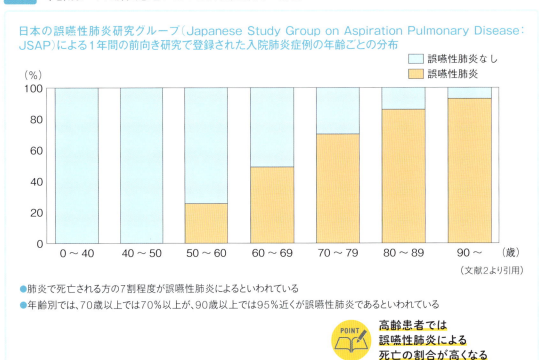

日本の誤嚥性肺炎研究グループ（Japanese Study Group on Aspiration Pulmonary Disease：JSAP）による1年間の前向き研究で登録された入院肺炎症例の年齢ごとの分布

（文献2より引用）

- 肺炎で死亡される方の7割程度が誤嚥性肺炎によるといわれている
- 年齢別では、70歳以上では70％以上が、90歳以上では95％近くが誤嚥性肺炎であるといわれている

POINT 高齢患者では誤嚥性肺炎による死亡の割合が高くなる

表2 誤嚥性肺炎の診断基準

分類	診断基準
Ⅰ. 確実症例	A. 明らかな誤嚥が直接確認され、それに引き続き肺炎を発症した症例 B. 肺炎例で気道より誤嚥内容が吸引等で確認された症例 肺炎の診断は、次の①、②を満たす症例とする ①胸部X線または胸部CT上で肺胞性陰影（浸潤影）を認める ②37.5℃以上の発熱、CRPの異常高値、末梢白血球数9,000/μL以上の増加、喀痰など気道症例のいずれか2つ以上存在する場合
Ⅱ. ほぼ確実症例	A. 臨床的に飲食に伴ってむせなどの嚥下障害を反復して認め、上記①および②の肺炎の診断基準を満たす症例 B. ⅠのAまたはBに該当する症例で肺炎の診断基準のいずれか一方のみを満たす症例
Ⅲ. 疑い症例	A. 臨床的に誤嚥や嚥下機能障害の可能性を持つ以下の基礎病態ないし疾患を有し、肺炎の診断基準①または②を満たす症例 　a. 陳旧性ないし急性の脳血管障害 　b. 嚥下障害をきたしうる変性神経疾患または神経筋疾患 　c. 意識障害や高度の認知症 　d. 嘔吐や逆流性食道炎をきたしうる消化器疾患（胃切除後も含む） 　e. 口腔咽頭、縦隔腫瘍およびその術後、気管食道瘻 　f. 気管切開 　g. 経鼻管による経管栄養 　h. その他の嚥下障害をきたす基礎疾患

（文献5より引用）

Part 1

10

三鬼達人

リスク管理③：
むせやすい患者でのリスク管理は？

Answer　むせ込みを利用した咳を促したり、喀出しやすいような前傾姿勢をとってもらう。
むせを避けるため、むせが起きたときの状況を観察し、その食品や食べ方を避ける

食事中のむせ込みは、食事や水分が喉頭侵入、もしくは誤嚥をしたときに起こる生体の防御反応です（**Part1-1**参照）。

したがって、むせ込みがあるからといって、ただちに誤嚥性肺炎になるわけではありません。また、むせ込みがないから誤嚥がないということでもありません。なぜなら、重度の嚥下障害者ほど不顕性誤嚥の可能性が高まるからです。

この不顕性誤嚥は、摂食嚥下障害例の嚥下造影や嚥下内視鏡検査において、約50%に認められたという報告もあります[1]。したがって、むせがないから安心ではなく、食事中の観察や日常生活のなかでのささいな変化や症状を見落とさないように観察していく必要があります。特に脳血管障害の急性期では、意識レベルの低下や咳などの防御反応の低下により30～40%の患者に嚥下障害があるという報告もあるので注意してください[2]。

摂食嚥下障害患者に直接訓練を行うときの注意点としては、「むせ込む＝誤嚥」「むせない＝安心」ではない、ということを念頭にかかわりましょう。

1 むせたときの対応方法

むせ込みが起きた場合は、誤嚥や喉頭侵入が起きている状況なので、しっかりと喀出させる必要があります。

具体的な対応としては、むせ込みを利用して咳をさせる、軽く背中をさすり、喀出しやすいような前傾姿勢をとるなどの介助をするとよいでしょう。そして、咳として喉頭侵入したものや誤嚥物を喀出できたら、ゆっくりとした呼吸を促し、呼吸状態が安定するのを待ちましょ

う。

喀出力が弱い場合は、「エッヘン!!」など、強く短い咳払いなどを促します。それもできない場合は、咳払いに合わせて、介助者が胸郭を軽く圧迫し、喀出しやすいように補助するとよいでしょう（**図1**）。

これらの対応をとっても喀出できないときには、咽頭に溜まった食物や唾液を吸引することも考慮しましょう。

2 誤嚥が疑わしいときの対応方法

不顕性誤嚥では、喉頭侵入や誤嚥があっても、むせ込みなどの症状が出ません。したがって、食事中に咽頭のゴロツキ音や呼吸の変化を認めた場合は、積極的にこれらを疑いましょう。

喉頭侵入や誤嚥が疑わしい場合は、「あ～」と発声させるなどして、湿性嗄声などの有無を確認してください。もしも液体の振動音を伴う声やガラガラ声、湿性嗄声などを認めたなら、いったん食事を中断し、随意的に強く短い咳払いを促しましょう。食事中の声質の変化や呼吸の異常を正確に判断するためには、ふだんからその患者の声質や呼吸状態などをよく観察しておくことが必要です。

3 "むせられる"環境づくり

大部屋や食堂などで、他の人と同室で食事を食べられる方は、「人に迷惑をかけたくない」「不快に思われたくない」「食事中に、はしたない」などと考えてしまい、咳を出すのを躊躇したり、無理に抑え込んでしまったりする方がいます。

看護師はこのような患者心理にも配慮し、対応する必要があります。まずは患者にむせ込みや咳の目的を

図1　むせ込み時の対応方法

むせ込みがある場合	●前傾姿勢で咳をさせる ●経過を見守る ●呼吸状態が安定するのを待つ
喀出が弱い場合	●強く短い咳払い、「エッヘン!!」を促す ●咳払いをするときに、胸郭を軽く圧迫する 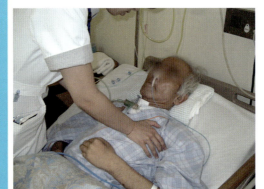 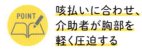咳払いに合わせ、介助者が胸部を軽く圧迫する ●吸引する

理解してもらい、タオルなどで口を覆えるように、大きめのタオルを用意するなどの工夫が必要です。

4　むせ"そのもの"を避ける工夫

　むせ込んでいるときは上記のような対応をとりますが、むせ込んでいる状況そのものを避ける工夫も必要です。「なぜ、むせ込みが起きたのか?」「何を食べているときにむせ込んだのか?」「どのような環境・状況でむせ込んだのか?」を、よく観察しましょう。

　むせ込んだときは、食事内容と食べ方などを観察することが重要です。

　食事内容を観察する場合は、「水分を飲んだときにむせたのか?」「主食を食べているときにむせたのか?」「おかずを食べているときにむせたのか?」「みそ汁などの汁物を食べるときにむせたのか?」など、1品ずつ区別して考える必要があります。

　食べ方を観察する場合は、「ひと口量は適切か?」「スプーンの大きさは適切か?」「摂食ペースは適切か?」「姿勢は整っているか?」「静かな環境で嚥下に集中できる状況なのか?」「おしゃべりをしながら食べていないか?」などを観察するとよいでしょう。

　また、同じ水分でもコップで飲むとむせ込むけれど、ストローで飲むとむせ込まないというような患者もいます。

むせ込みの理由を詳細に検討し、原因を特定していくことが必要です。

　原因が特定できたら、その食品や状況(食べ方)を避ける工夫をしましょう。

〈引用文献〉
1. 水野雅康, 才藤栄一：単純レントゲン検査による嚥下障害のスクリーニング―造影剤嚥下前・後レントゲン像とvideofluorography 所見との比較―. リハ医学 2000；37(10)：669-675.
2. 才藤栄一：脳血管障害による嚥下障害のリハビリテーション. 総合リハ 1991；19(6)：611-615.

Part 1 11

三鬼達人

リスク管理④：窒息のリスク管理は?

Answer 高齢者では粘りのある食物（もち、パンなど）を塊のまま食べることにより、窒息が起こりやすい。ハイリスク患者を特定し、食形態や介助方法を検討する

　食事中に窒息で死亡される方は、厚生労働省の調査によれば、平成29年は4,739名にのぼります[1]。

　この食物による窒息を年齢別でみてみると、65歳以上の方が4,276名と、じつに全体の90.2%の方が高齢者です。このうち、80歳以上は3,001名（高齢者のうちの70.2%）となり、高齢になればなるほど食事中の窒息が増加する傾向があります。一方、0〜4歳の乳幼児では16名（全体の0.3%）であり、食物による窒息事例は圧倒的に高齢者に多くみられます（表1）[1]。

1 窒息の起こる要因（食品）

　乳幼児における窒息要因は、「臼歯がなく食べものを噛んですりつぶすことができない」または「食事中に遊んだり泣いたりする」などのためです。窒息の原因食品は、飴やピーナツ、豆類が多くあります。

　高齢者における窒息要因は、その多くが摂食嚥下機能そのものが低下しているためです。窒息の原因食品としては、もちやパン、ごはんなどが上位に挙がりますが、嚥下障害には比較的安全といわれている流動食やゼリーなども含まれるため、"この食品なら絶対に安全"というものはありません。したがって、嚥下障害患者や、認知症患者などでは注意が必要です（表2）[2]。

　高齢者では、唾液の分泌量が少なく咀嚼機能が低下するので、下記のような食物形態については注意が必要です。

- うまく噛めないもの（かまぼこ、こんにゃく、いか、たこ、きのこ類など）
- 硬くて口腔内でばらつくもの（ナッツ類、大豆など）
- のどにはりつくもの（海苔、わかめ、もちなど）
- パサパサしたもの（パン、ふかし芋、焼き魚、ゆで卵など）
- 繊維の強いもの（ごぼう、ふき、小松菜など）

　なお、飲み込みやすい食品は、咀嚼や食塊形成困難を補い、咽頭残留や誤嚥の少ないものです。具体的には、下記のようになります。

- 密度が均一であること（凝集性が高い）
- 適当な粘度があってばらばらになりにくいこと
- 口腔や咽頭を通過するときに変形しやすいこと（変形性が高い）
- べたつかず、粘膜にくっつきにくいこと（付着性が低い）

2 窒息の起こる要因（その他）

　窒息は、食品側の要因だけでなく、食べ方や食べさせ方の要因も大きくかかわっています。

　例えば口腔内乾燥や歯牙の喪失などは咀嚼機能の低下につながります。

　食事の際には口の中を湿らせ水分を摂取しながら食べるとともに、義歯の調整などにも心掛けておく必要があります。

3 窒息の予防

　病院内で窒息を予防するためには、窒息のハイリスク患者を特定し、その患者に合った食形態の選定と食事摂取方法（介助方法）を選択する必要があります。

　窒息に陥った場合、症状が発現してから呼吸運動の停止までの時間は、通常5〜8分ほどです。そして、その後、数分〜数十分で心停止となります。

表1 不慮の事故の種類別死亡数の推移：気道閉塞を生じた食物の誤嚥による死亡数の推移

(単位：人)

年次	総数	0歳	1〜4歳	5〜9歳	10〜14歳	15〜29歳	30〜44歳	45〜64歳	65〜79歳	80〜歳	不詳
13年	4,223	26	8	-	2	18	58	621	1,454	2,035	1
14年	4,187	27	11	3	2	23	60	525	1,406	2,129	1
15年	4,207	16	14	2	4	16	64	504	1,434	2,153	-
16年	4,206	18	15	2	3	17	57	526	1,424	2,144	-
17年	4,485	24	7	3	6	19	63	566	1,467	2,329	1
18年	4,407	18	16	2	1	8	80	553	1,371	2,358	-
19年	4,372	13	12	8	1	11	69	465	1,344	2,449	-
20年	4,727	19	11	1	2	10	66	535	1,418	2,664	1
21年	4,679	15	7	2	1	8	56	532	1,370	2,687	1
22年	4,869	16	9	1	-	12	56	525	1,423	2,826	1
23年	4,816	16	5	1	3	14	59	507	1,365	2,846	-
24年	5,132	9	4	2	-	10	57	536	1,461	3,053	-
25年	4,698	4	8	3	4	7	57	421	1,379	2,815	-
26年	4,874	3	8	3	1	10	58	480	1,457	2,853	1
27年	4,686	6	12	1	2	7	42	413	1,303	2,900	-
28年	4,870	10	6	-	1	6	44	433	1,358	3,012	-
29年	4,739	4	8	2	-	9	53	387	1,275	3,001	-

(文献1より引用)

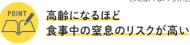

POINT 高齢になるほど食事中の窒息のリスクが高い

表2 食べものによる窒息の原因

1位：	もち	168件	7位：	すし	41件	13位：	こんにゃく・しらたき	14件
2位：	パン	90件	8位：	お菓子	40件	14位：	カップ入りゼリー	11件
3位：	ごはん	89件	9位：	アメ	28件	15位：	ゼリー	4件
4位：	魚	64件	10位：	団子	23件			
5位：	果物	60件	11位：	おかゆ	22件			
5位：	肉	60件	12位：	流動食	21件			

(文献2より引用)

したがって、窒息を発見したときにはすみやかな対応が求められます。日ごろからリスク管理への意識を高めて、窒息事故を想定した訓練を行っておくことが重要です。対処方法の実際についてはPart1-12を参照ください。

〈引用文献〉
1．厚生労働省：人口動態調査(各年)．http://www.mhlw.go.jp/toukei/list/81-1a.html(2019.7.20アクセス)
2．厚生労働省：薬事・食品衛生審議会食品衛生分科会「食品による窒息の現状把握と原因分析に関する研究」．平成20年4月．

Part 1

12 リスク管理⑤：詰まった患者への対応方法と留意点は?

三鬼達人

Part 1 基礎知識

Answer 詰まった場合は、早急に「指でのかき出し」「ハイムリッヒ法」「背部叩打法」「吸引」を行い、気道確保に努める

1 窒息が増えている状況

窒息の原因には、「食べものが気管にまで入ってしまい閉塞する」「咽頭や喉頭の入口で停滞し、気道が狭窄・閉塞する」などがあります。窒息の原因については、Part1-11に示しました。

超高齢化社会を背景として、現在、不慮の事故のなかでも「窒息による事故死亡数」は、交通事故での死亡者数を超え、さらに増加傾向にあります[1]。病院等での窒息が占める割合も多く、それぞれの施設で対応策を考えておくことが必要です。

2 重篤な気道閉塞のサイン

重篤な気道閉塞のサインは以下の通りです。
① 呼吸がほとんど、またはまったくできない
② 咳が弱い、またはまったく咳をすることができない
③ 呼吸障害が増悪していく
④ チアノーゼを呈する
⑤ 話すことができない
⑥ 手で首をわしづかみにする（チョークサイン：万国共通のサイン、図1）

症例別・状況別の対応法を、図2に示します。

〈引用文献〉
1. 厚生労働省：平成21年度「不慮の事故死亡統計」の概況. 厚生労働省ホームページ. http://www.mhlw.go.jp/toukei/saikin/hw/jinkou/tokusyu/furyo10/01.html（2019.7.20アクセス）

図1 チョークサイン

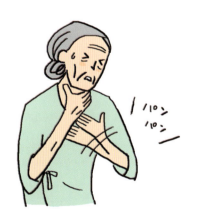

● このようなチョークサインを出しているとき、声が出せないとき、顔色が急に真っ青になったときなどは、異物（食物など）による気道閉塞を疑う

POINT チョークサインを含む気道閉塞のサインを見逃さない

図2 窒息時の対応

窒息の発見

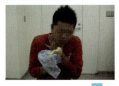

意識がない場合 → 一次救命処置(BLS)を行う

意識がある場合 ↓

指でのかき出し（指拭法）

方法
- 食物が口腔内に見えている場合、手指や箸などを使って取り出す方法
- 指に、手袋やガーゼなどを巻いて実施する

注意点
- けっして無理はしない
- 奥に押し込まない
- 取り出せないとき、可能なら異物を横に寄せ、呼吸ができるようにする

背部叩打法

方法
- 背中を強く叩いて、詰まったものを取り除く方法

〈座っている場合〉
① やや後方から片手で患者の胸もしくは下あごを支えて、うつむかせる
② その後、左右の肩甲骨の間を手のひらの付け根で、強く早く、4〜5回叩く

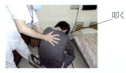 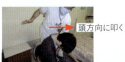

③ 詰まったものが取れるか、または意識がなくなるまで続ける
④ 口の中に食物が見えたら取り出す

〈寝ている場合〉
① 膝をついて、患者を自分のほうに向け横向きに寝かせる
② 膝を立てて、施行者の足を胸に当てる

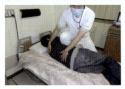

③ 左右の肩甲骨の間を手のひらの付け根で強く早く4〜5回叩く（以下は上と同様）

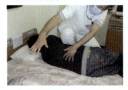

ハイムリッヒ法（上腹部圧迫法）

方法
- 上腹部と胸を圧迫させ、詰まったものを取り除く方法
① 患者の後ろに回る
② 片手で握りこぶしを作り、患者のみぞおちと臍の中間に当てる

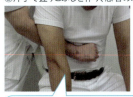

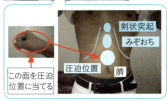

③ もう一方の手を重ね、すばやく内上方に向かって圧迫するように押し上げる

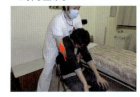

注意点
- 危険を伴うため、以下の場合は行わない
  ・意識がない場合
  ・乳児、新生児の場合（1歳未満）
  ・妊婦（明らかにお腹が大きい場合）
- 窒息患者は、咳き込みや呼吸ができないことにより、精神的に追い込まれパニックになる。特に子どもの場合は、暴れることも考えられる。落ち着かせることが重要

吸引（吸引器）

- 緊急時の救命のための吸引は、医療職でなくても罪に問われない

Part 1 — 13 三鬼達人

リスク管理⑥：痰の吸引・排痰法のリスク管理は？

Answer 吸引は侵襲を伴う。まずは咳嗽によって喀出させることを考える。吸引時は頸部聴診なども併用し、患者の呼吸状態や循環動態に注意する

摂食嚥下障害患者では、咽頭や喉頭に唾液や飲食物が残留しやすく、これを誤嚥することで誤嚥性肺炎などのリスクを伴います。そのため、咽頭に残留している貯留物を適切に除去する必要があります。原則的には、患者自身の咳嗽などにより除去しますが、意識障害や呼吸障害などにより除去できない場合は、吸引による除去が必要になります。

1 喀痰吸引

喀痰吸引とは、カテーテルをつないだ吸引装置（**図1**）を用いて、「口腔内」「鼻腔内」「咽頭」「喉頭」「気管・気管支」などに溜まっている分泌物を、直接吸引して体外へ吸い出す医療行為です。吸引経路は、気管切開または挿管チューブなど人工気道を有している患者に行う「気管吸引」と、口腔・鼻腔から吸引カテーテルを上気道に挿入して行う「経口吸引」「経鼻吸引」があります。

吸引は、機械的刺激により激しい咳反射を生じることもあり、苦痛は大きくなります。また、喉頭や気管を損傷する恐れもあるので、鼻腔・咽頭・喉頭などの解剖的位置関係を理解し、愛護的な手技で行う必要があります。

2 吸引の適応

痰の喀出の第一選択は、患者自身の咳嗽によって喀出させることです。侵襲を伴う吸引を、むやみやたら行うのではなく、適応条件を正しく理解し実施するようにしましょう。

吸引が適応となる状況としては、一般的には**表1**[1]の適応条件が満たされたときになりますが、摂食嚥下障害患者への吸引の適応としては、**表2**が挙げられます。

口腔や鼻腔から咽頭内の貯留物を吸引しなければならないときには、基本的に口腔内からの吸引を選択します。鼻腔吸引では鼻出血のリスクがあり、非常に強い痛みも伴うためです。鼻出血の好発部位は、鼻入口部（鼻中隔前下端部）にあるキーゼルバッハ部位（毛細血管がたくさんあり、粘膜はきわめて薄い）です。また、鼻腔内は空間が狭いため、カテーテルを挿入する際に鼻腔壁にカテーテルが接触し、非常に強い痛みを伴います。

ただし、嘔吐反射の強い患者では、口腔内吸引ができないこともあります。その場合は無理に奥まで挿入せず、鼻腔からの吸引を選択するとよいでしょう。

なお、口腔・鼻腔からの吸引は、多くの微生物が存在する口腔・鼻腔粘膜に接触しながらカテーテルを挿入することになるため、直接的に下気道に微生物を押し込み、吸引そのものが感染症を引き起こすリスクがあります。したがって、口腔吸引・鼻腔吸引・気管吸引を行うのは、喉頭および主気管支に痰があり、それによって緊急的に全身状態の悪化が起こりうる場合に限られます。

3 吸引の手順

以下に吸引の一般的な手順を示します。
①手洗い・手指消毒、手袋・エプロン・マスク・ゴーグルの着用
②吸引カテーテルを清潔な状態で準備
③吸引圧を調節（−150mmHg〈−20kPa〉以下にする）

図1 吸引装置の例

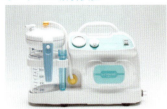
ポータブル吸引装置
吸引器ミニック S-Ⅱ
（新鋭工業株式会社）

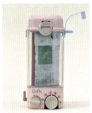
壁掛け式吸引装置
クーデックキューインポット
（大研医器株式会社）

表1 吸引の適応となる状態とそのアセスメント

1) 患者自身の咳嗽やその他の侵襲性の少ない方法を実施したにもかかわらず、気道内から分泌物を喀出することが困難であり、以下の所見で気管内または人工気道内に分泌物があると評価された場合に適応となる。1〜2時間毎というように時間を決めてルーチンに行うべきではなく、必要と判断された状況においてのみ気管吸引を行うことを推奨する（1B）。
    i) 努力性呼吸が強くなっている（呼吸仕事量増加所見：呼吸数増加、浅速呼吸、陥没呼吸、補助筋活動の増加、呼気延長など）。
    ii) 視覚的に確認できる（チューブ内に分泌物が見える）。
    iii) 胸部聴診で気管から左右主気管支にかけて分泌物の存在を示唆する副雑音（低音性連続性ラ音：rhonchi）が聴取される。または、呼吸音の減弱が認められる。
    iv) 気道分泌物により咳嗽が誘発されている場合であり、咳嗽に伴って気道分泌物の存在を疑わせる音が聴こえる（湿性咳嗽）。
    v) 胸部を触診しガスの移動に伴った振動が感じられる。
    vi) 誤嚥した場合。
    vii) ガス交換障害がある。
        動脈血ガス分析や経皮酸素飽和度モニタで低酸素血症を認める。
    viii) 人工呼吸器使用時：
        a) 量設定モード使用の場合：気道内圧の上昇を認める。
        b) 圧設定モード使用の場合：換気量の低下を認める。
        c) フローボリュームカーブで、特徴的な"のこぎり歯状の波形"を認める。

2) 喀痰検査のためのサンプル採取のため。

1B＝『気管吸引ガイドライン2013』において、推奨の強さ「1」は「強い；するべきである（するべきでない）」、質「B」は「中等度；今後の研究結果で影響を受けるかもしれない」

（文献1より引用）

---

④口腔・鼻腔の乾燥や挿入時の痛みを強く訴える場合、滑りをよくする目的でカテーテルの先端を水に浸す
⑤鼻腔、および口腔より吸引する（挿入時の位置を図2に示す。挿入の長さは、口腔吸引なら10〜15cm、鼻腔吸引なら15〜20cm程度がめやす）[*1]
⑥カテーテルの先を回転させながら分泌物を吸引する[*2]
⑦呼吸状態を確認する
⑧必要に応じて④〜⑥を繰り返す

施行にあたっての注意点は以下です。
● 吸引の意味を十分に説明する
● 可能な限り口腔から吸引する（鼻出血のリスクや痛みを伴うため極力避ける）
● 1回の実施時間は、10秒前後で行う
● 反応を見ながらすばやく行う
● 安易に喉の奥まで入れない。咳をして痰を出してもらい、喉や口腔に出てきたところを吸引する

*1【吸引チューブの挿入時吸引圧について】＝近年では吸引圧を掛けた状態で挿入することを推奨する報告もある。
*2【カテーテルの先端の回転】＝多孔式の場合のみ有効。指先を擦り合わせるようにして、カテーテルの先を回転させ、圧の集中を防ぐことが重要。円を描くようにカテーテルを回転させても、カテーテルの先端はほとんど回らない。

| 表2 | 摂食嚥下障害患者における吸引の適応（鼻腔・口腔吸引） |

- 誤嚥時、窒息時の緊急処置
- 喀痰が自己にて喀出できない患者において、下記の場合
  ・口腔内残留
  ・食事中の声質の変化
  ・湿性嗄声出現時、咽頭残留が疑われる場合

図2　鼻の解剖

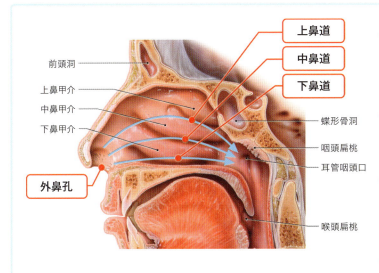

〈吸引の進め方〉
- 鼻腔からの吸引は8Fr（フレンチ）チューブなどの細いチューブで実施する（ただし粘稠度が高い場合や窒息時などでは、14Frチューブなど太いチューブで吸引する）
- 吸引の際には、患者の苦痛を最小限にするため、"下鼻道を通過させる"ようなイメージで吸引チューブを挿入する
- 挿入する際には、外鼻孔より顔面に対して60°〜80°の角度でゆっくりチューブを挿入し、咽頭まで進める。なお下咽頭までは、成人で15cm程度である
- 抵抗がある場合は無理に挿入せず、反対の鼻孔より挿入する

図3　体位による排痰法

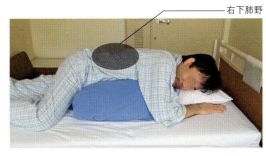

"吸引"だけで痰や残留物を取りきろうとしない

- 臥位時に痰が貯留している部位を上にすることで、気管中枢に流れ落ちるように姿勢を工夫する方法
- 写真は右下肺野に痰が貯留しているときにとる姿勢

4　吸引時の注意点

　摂食嚥下障害患者では自己の唾液も飲めなくなったり、喉頭侵入や誤嚥を起こしてもむせなくなったり（不顕性誤嚥）する人もいるので、頸部聴診なども併用し、唾液や食物の咽頭残留の確認を行いながら吸引を実施することも重要です。

　ただし、この際も吸引だけで痰や残留物を取りきろうとするのではなく、体位排痰（図3）やスクイージング（図4）、強制呼出手技（ハフィング、図5）などを用いて、

図4 スクイージング

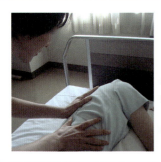

- 患者の呼気時に介助にて胸郭を押す手技
- 呼気流とともに分泌物を末梢から中枢気道へ移動させるもので、呼気時に胸郭の動きに合わせて軽く圧迫し、空気の排出スピードを速めることで痰の移動を促すと考えられる
- 胸部X線検査や胸部聴診で痰が貯留している部位を確認し、貯留している部位を中心に実施する

図5 強制呼出手技（ハフィング）

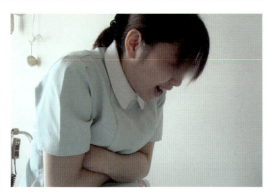

- 体位排痰やスクイージングで気管の中枢まで移動してきた痰を体外に出すための方法
- 末梢に誤嚥物がある場合は、息を吐いた状態から声を出さずに勢いよく「ハッハッハッ」と息を吐く。これを2～3回繰り返し中枢気道まで移動させる。このとき胸に手を置き圧迫することでより強い息を吐くことができる
- 中枢気道に誤嚥物がある場合は、「ハー」と声門を開いた状態で喉の奥から速く強く息を吐く。この際も胸に手を置き圧迫することでより強い息を吐くことができる
- 喉元まで痰が上がってきたら、咳をしっかりと出す

表3 気管吸引の合併症

- 患者への苦痛
- 低酸素血症・高炭酸ガス血症
- 肺胞虚脱・無気肺、気道粘膜損傷、気道感染、気管支攣縮、異常血圧、頭蓋内圧上昇、臓器血流低下、冠動脈攣縮

痰を気管末梢（肺胞）から気管中枢へ移動させ、気道まで喀出できた状態で吸引することが望ましいとされます。いずれにしても、喀痰を自己喀出できない患者では誤嚥性肺炎のリスクが高まります。呼吸機能のアセスメントをしっかりと行うことが重要です。

　また、吸引によって循環動態が不安定になることがあります。したがって、血圧などの循環動態が安定しているときに行う必要があります。吸引時合併症を表3に示します。

　ただし、明らかに誤嚥・窒息した場合には、早急な対応が必要となります。

〈引用文献〉
1. 日本呼吸療法医学会気管吸引ガイドライン改訂ワーキンググループ：気管吸引ガイドライン2013（成人で人工気道を有する患者のための）．人工呼吸 2013；30：75-91．

〈参考文献〉
1. 日本看護協会教育委員会 監修，竹股喜代子 編：看護場面における感染防止．インターメディカ，東京，2007．
2. 丸川征四郎 編：ICUのための新しい肺理学療法 第2版．メディカ出版，大阪，1997．
3. 神津玲：排痰法．才藤栄一，向井美恵 監修，鎌倉やよい，熊倉勇美，藤島一郎，他編：摂食・嚥下リハビリテーション 第2版，医歯薬出版，東京，2007：196-199．
4. 宮川哲夫 編：動画で分かるスクイージング—安全で効果的に行う排痰のテクニック．中山書店，東京，2005．
5. 塩谷隆信，高橋仁美 編：リハ実践テクニック・呼吸ケア 第3版．メジカルビュー社，東京，2011．
6. 千住秀明，眞渕敏，宮川哲夫 監修，石川朗，神津玲，高橋哲也 編：呼吸理学療法標準手技．医学書院，東京，2008．

Part

2

嚥下の評価と診断

1 ...... 意識状態の鑑別と問診のとり方は?

2 ...... 神経学的所見のとり方は?

3 ...... 発声・構音から判断したいことは?

4 ...... スクリーニングテストの種類は?

5 ...... 胸部聴診のとり方は?

6 ...... 嚥下造影(VF)、嚥下内視鏡検査(VE)の進め方は?

7 ...... 重症度をチェックするためのスケールは?

8 ...... 食事開始のためのレベル判定をどう行う?
（「食事開始手順プロトコール」を用いた介入の例）

Part 2

1 意識状態の鑑別と問診のとり方は?

三鬼達人

Answer　摂食嚥下リハビリテーションでは、どの段階でも意識状態の確認を行う。
摂食嚥下障害を疑った場合の「評価表」も活用する

　摂食嚥下障害を評価する有効な検査に、嚥下内視鏡検査や嚥下造影がありますが(Part2-6参照)、これらの検査は侵襲的な検査であるため頻繁に行うことはできません。

　したがって、毎回の評価は、本項で説明するフィジカルアセスメントや各種嚥下スクリーニングテスト(Part2-4参照)を組み合わせて行う必要があります。

　摂食嚥下障害の評価は、患者・家族からの摂食嚥下障害に関する問診と、視診・触診・聴診・スクリーニングテストなどによって行います。これらの方法から得られた情報を総合的に判断し、対応します。

1 意識レベルの評価

　意識障害がある場合には、誤嚥を伴う摂食嚥下障害が起こりやすくなります。よって、患者の意識レベルを評価し、安全に食べられる状況にあるのかを確認する必要があります。意識レベルの評価指標には、国際的に使用されているGCS[*1]、国内で使用されることが多いJCS[*2]があります。

　特に脳卒中や頭部外傷などでは、意識レベルの評価が重症度と予後の見きわめになります。また、意識障害により嚥下機能へ影響を与えるので、意識レベルは摂食嚥下リハビリテーションを行っていくうえで常にチェックしたい情報です。直接訓練を実施する際には、意識が覚醒していること(JCS1桁)が望ましいです。

2 質問用紙を用いた問診

　摂食嚥下障害が疑われる場合は、Eating Assessment Tool-10(EAT-10)[1,2]、表1)や摂食嚥下障害の質問紙(表2)[3]、嚥下障害リスク評価尺度・改訂版(表3)[4,5]などを用いて問診を行います。特にEAT-10は、短時間かつ簡単に嚥下障害をスコア化してスクリーニングできることが特徴です。質問項目は10項目あり、それぞれの項目について、0点(問題なし)から4点(ひどく問題)まで点数をつけ、合計点数が3点以上の場合、嚥下の効率や安全性について問題があると判断します。

　これらの問診を行うことで、障害された機能を予測し、絞り込みます。詳細に問診を行うことで、見逃されていた摂食嚥下障害が発見されることもあります。

表1　EAT-10嚥下スクリーニングツール

以下の問題について、あなたはどの程度経験されていますか?
質問1：飲み込みの問題が原因で、体重が減少した
質問2：飲み込みの問題が外食に行くための障害になっている
質問3：液体を飲み込む時に、余分な努力が必要だ
質問4：固形物を飲み込む時に、余分な努力が必要だ
質問5：錠剤を飲み込む時に、余分な努力が必要だ
質問6：飲み込むことが苦痛だ
質問7：食べる喜びが飲み込みによって影響を受けている
質問8：飲み込む時に食べ物がのどに引っかかる
質問9：食べる時に咳が出る
質問10：飲み込むことはストレスが多い

(文献2より引用)

〈引用文献〉
1. Belafsky PC, Mouadeb DA, Rees CJ, et al.: Validity and reliability of the Eating Assessment Tool(EAT-10). Ann Otol Rhinol Laryngol 2008; 117: 919-924.
2. 若林秀隆, 栢下淳：摂食嚥下障害スクリーニング質問紙票EAT-10の日本語版作成と信頼性・妥当性の検証. 静脈経腸栄養 2014; 29(3): 871-876.
3. 大熊るり, 藤島一郎, 小島千枝子, 他：摂食・嚥下障害スクリーニングのための質問紙の開発. 日本摂食・嚥下リハビリテーション学会誌 2002; 6(1): 3-8.
4. 深田順子, 鎌倉やよい, 万歳登茂子, 他：高齢者における嚥下障害リスクに対するスクリーニングシステムに関する研究. 日本摂食・嚥下リハビリテーション学会誌 2006; 10(1): 31-42.
5. 深田順子, 鎌倉やよい, 万歳登茂子, 他：高齢者における嚥下障害リスクに対する他者評価尺度に関する研究. 日本摂食・嚥下リハビリテーション学会誌 2006; 10(3): 220-230.

*1【GCS】Glasgow Coma Scale
*2【JCS】Japan Coma Scale

表2 摂食嚥下障害の質問紙

あなたの嚥下（食べものを口から食べて飲み込み、胃まで運ぶこと）の状態について、いくつかの質問をいたします。
いずれも大切な症状です。よく読んでA、B、Cのいずれかに〇をつけてください。
ここ2〜3年のことについてお答えください。

POINT 15項目のうち、「A」と回答した項目が1つでもあれば、「摂食嚥下障害あり」と判断する。「B」があれば「疑い」と判断する

1. 肺炎と診断されたことがありますか？ …… A. 繰り返す　B. 一度だけ　C. なし
2. やせてきましたか？ …… A. 明らかに　B. わずかに　C. なし
3. 物が飲み込みにくいと感じることがありますか？ …… A. よくある　B. ときどき　C. なし
4. 食事中にむせることがありますか？ …… A. よくある　B. ときどき　C. なし
5. お茶を飲むときにむせることがありますか？ …… A. よくある　B. ときどき　C. なし
6. 食事中や食後、それ以外のときにものがゴロゴロ（痰がからんだ感じ）することがありますか？ …… A. よくある　B. ときどき　C. なし
7. のどに食べものが残る感じがすることがありますか？ …… A. よくある　B. ときどき　C. なし
8. 食べるのが遅くなりましたか？ …… A. たいへん　B. わずかに　C. なし
9. 硬いものが食べにくくなりましたか？ …… A. たいへん　B. わずかに　C. なし
10. 口から食べものがこぼれることがありますか？ …… A. よくある　B. ときどき　C. なし
11. 口の中に食べものが残ることがありますか？ …… A. よくある　B. ときどき　C. なし
12. 食べものや酸っぱい液が胃からのどに戻ってくることがありますか？ …… A. よくある　B. ときどき　C. なし
13. 胸に食べものが残ったり、つまった感じがすることがありますか？ …… A. よくある　B. ときどき　C. なし
14. 夜、咳で寝られなかったり目覚めることがありますか？ …… A. よくある　B. ときどき　C. なし
15. 声がかすれてきましたか（ガラガラ声、かすれ声など）？ …… A. たいへん　B. わずかに　C. なし

（文献3より引用）

表3 嚥下障害リスク評価尺度（改訂版）

あなたのここ3か月くらいの食事中に出現する症状についておたずねします。次の症状がどれくらいあったか1つ選んで〇をつけてください。

POINT 合計得点「6点以上」を嚥下障害リスクありとする

No.	質問項目	3点	2点	1点	0点
1	水分や食べ物が鼻にあがる	いつもある	時々ある	まれにある	ほとんどない
2	食べ物をいつまでも飲み込まずに噛んでいる	いつもある	時々ある	まれにある	ほとんどない
3	水分が飲み込みにくい	いつもある	時々ある	まれにある	ほとんどない
4	ご飯が飲み込みにくい	いつもある	時々ある	まれにある	ほとんどない
5	食べ物がのどにひっかかる感じがする	いつもある	時々ある	まれにある	ほとんどない
6	食べ物がのどに残る感じがする	いつもある	時々ある	まれにある	ほとんどない
7	食事中や食後に濁った声に変わる	いつもある	時々ある	まれにある	ほとんどない
8	水分や食べ物が口に入ったとたんにむせたりせきこんだりする	いつもある	時々ある	まれにある	ほとんどない
9	水分や食べ物を飲み込む時にむせたりせきこんだりする	いつもある	時々ある	まれにある	ほとんどない
10	水分や食べ物を飲み込んだ後にむせたりせきこんだりする	いつもある	時々ある	まれにある	ほとんどない
11	水分を飲み込むときにむせる	いつもある	時々ある	まれにある	ほとんどない
12	ご飯を飲み込むときにむせる	いつもある	時々ある	まれにある	ほとんどない
13	噛むことが困難である	いつもある	時々ある	まれにある	ほとんどない
14	硬い食べ物を避け、軟らかい食べ物ばかりを食べる	いつもある	時々ある	まれにある	ほとんどない
15	口がパサパサしていると感じる	いつもある	時々ある	まれにある	ほとんどない
16	パサパサ、モサモサした食べ物は飲み込みにくい	いつもある	時々ある	まれにある	ほとんどない
17	口から食べ物がこぼれる	いつもある	時々ある	まれにある	ほとんどない
18	ことばが明瞭でない	いつもある	時々ある	まれにある	ほとんどない
19	食べ物を飲み込んだ後に舌の上に食べ物が残る	いつもある	時々ある	まれにある	ほとんどない
20	食べるのが遅くなる	いつもある	時々ある	まれにある	ほとんどない
21	食べ物や酸っぱい液が胃からのどに戻ってくる	いつもある	時々ある	まれにある	ほとんどない
22	食べ物が胸につかえる感じがする	いつもある	時々ある	まれにある	ほとんどない
23	胸やけがする	いつもある	時々ある	まれにある	ほとんどない

- 質問は23項目からなり、No.1〜7「咽頭期障害」、No.8〜12「誤嚥」、No.13〜20「準備期・口腔期の嚥下障害」、No.21〜23「食道期の嚥下障害」を表している
- No2、7〜14、17、18、20の12項目は家族が評価できるため、この項目だけを家族による他者評価尺度[3]として使用できる。この場合は、合計得点が「3点以上」で嚥下障害リスクありとする

（文献4, 5より引用）

Part 2

2 神経学的所見のとり方は？

三鬼達人

Answer 特徴的な嚥下機能の「障害」を観察し、「評価」する。
障害部位と関連づけて理解しながら摂食嚥下リハビリテーションを進める

嚥下機能を司る脳神経には、三叉神経（Ⅴ）、顔面神経（Ⅶ）、舌咽神経（Ⅸ）、迷走神経（Ⅹ）、副神経（Ⅺ）、舌下神経（Ⅻ）があります（図1、図2）。これらの神経についてフィジカルアセスメントを行うことは、嚥下機能を評価するうえで非常に重要です。

図1 脳神経（嚥下にかかわる）と障害の評価①

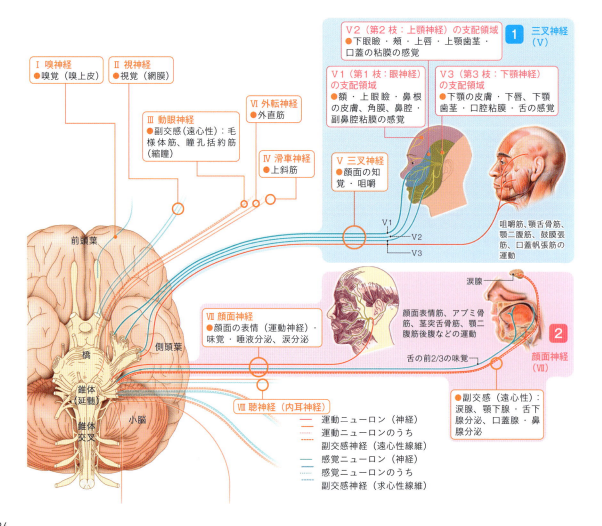

1 三叉神経（Ⅴ）

三叉神経は3本の枝に分かれ、第1枝：眼神経（V1）、第2枝：上顎神経（V2）、第3枝：下顎神経（V3）と呼ばれます。顔面、眼球、口腔粘膜、歯茎、舌の前2/3の一般体性知覚と咀嚼筋の運動を司る混合神経です。

[障害]
三叉神経が障害されると、三叉神経領域の知覚低下と咀嚼力の低下が起こります。
三叉神経の第3枝（V3）は顔面の咬筋を支配する運動神経が含まれているため、開口量の低下や嚥下時の舌骨の上前方移動の低下も起こります。また、知覚低下により、口腔内の麻痺側に食物が残留しやすくなります。

[評価]
摂食嚥下に関連する評価は、顔面、口腔内、舌の前2/3の知覚テスト（感覚・痛覚・温度覚）で確認します。
①感覚・痛覚・温冷知覚
針や綿棒、舌圧子などを用いて左右差を確認します。温冷知覚については、綿棒や舌圧子を冷水あるいは温水に浸して温度を変化させて確認します。
②咀嚼
咀嚼に関する評価は、咀嚼筋の筋緊張を触診で確認し、開口・閉口、下顎の左右運動、噛む力などの運動能力を確認します。開口時には麻痺側への下顎の偏位を確認します。
咀嚼力の評価は、歯を噛みしめてもらい、顎が押さえられた状態で口を開けてもらいます。

[障害] 知覚能力・咀嚼の低下　[評価] ① 感覚・痛覚・温冷知覚　[評価] ② 咀嚼

両側支配
右三叉神経麻痺　左三叉神経麻痺

a）左右で温度覚など知覚を確認

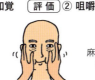
a）咀嚼筋の筋緊張を確認

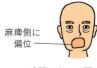
麻痺側に偏位
b）開口させて顎の麻痺側への偏位を確認

2 顔面神経（Ⅶ）

顔面神経は、顔面の表情筋を司る運動神経と唾液（顎下腺、舌下腺）や鼻粘膜・口腔粘膜、涙の分泌物、舌の前2/3の味覚、耳介の知覚など複数のはたらきを有する中間神経です。

[障害]
顔面神経が障害されると、口唇や頬の麻痺により、食物を口唇で挟んで保持する能力や食物の口腔内保持能力の低下、咀嚼力の低下、口腔内圧の低下が起こります。そのため、食べこぼしや、口腔内の麻痺側に食物が残留しやすくなります。

[障害] 保持・咀嚼筋の低下

保持能力や咀嚼力の低下

[評価]
摂食嚥下に関連する評価は、舌の前2/3の味覚、顔面表情筋や唾液の分泌量の確認を行います。
①味覚
味覚に関する詳細な検査として代表的なものに、味覚ディスク検査があります。「甘味」「酸味」「塩味」「苦味」の4味をさまざまな濃度でしみこませた濾紙を舌の上に置いて、それぞれの味に対する味覚障害の程度を調べます。
ただし味覚に関しては、両側性支配を受けているので上位運動ニューロンの障害（核上性障害）では、味覚障害は起こらないとされています[1]。
②顔面表情筋
顔面表情筋に関しては、安静時の顔貌を確認したあとに、以下の指示により確認します。
a：口頭指示で額に皺を寄せる、眉毛を上下に動かしてもらう
b：閉眼をしてもらう
c：口唇を横引き・すぼめる
なお、顔面神経は、一側性上位ニューロンの障害（中枢性麻痺）の場合は（Part6-1参照）、顔面の上半分、額の運動麻痺は起こりません。顔面の上半分は両側性支配を受けているからです。
③唾液
唾液に関しては、口腔の乾燥がないか、食事を飲み込むときに水を必要とするかなどを確認します。

[評価] 顔面表情筋

安静時（右麻痺の場合）

■ 麻痺側

	中枢性麻痺（右）	末梢性麻痺（右）
「眉毛を上げてください」	両眉毛が上げられる	左眉毛しか上げられない
「眼を閉じてください」	両眼とも閉じられる*	右眼を閉じられない。眼球は上転する（Bell現象）

（文献1より許可を得て転載）

*急性期や重度の中枢性麻痺の場合は、完全に閉じられないこともある

3 舌咽神経（Ⅸ）

舌咽神経は、舌の後ろ1/3の感覚と味覚、咽頭の感覚、唾液（耳下腺）の分泌、茎突咽頭筋の支配（嚥下や発声で咽頭を挙上する筋肉）を有する混合神経です。

障害

味覚に関しては両側性支配を受けているので、上位運動ニューロンの障害（核上性障害）では、味覚障害は起こらないとされています[2]。茎突咽頭筋も両側性支配なので、味覚と同様に障害は起こりにくいとされています[2]。

舌咽神経が障害されると、舌の後ろ1/3の感覚と味覚低下、咽頭後壁の知覚低下、咽頭絞扼反射、唾液の分泌異常が起こります。

評価

咽頭後壁を舌圧子や綿棒などで左右べつべつにこすり、咽頭収縮とむかつき運動が生じるか確認します。

咽頭絞扼反射と嚥下障害の有無とは直接関係はないとの報告が多数ありますが、反射時の咽頭の左右差を観察するのに有効な観察法と考えられます[3]。

図2 脳神経（嚥下にかかわる）と障害の評価②

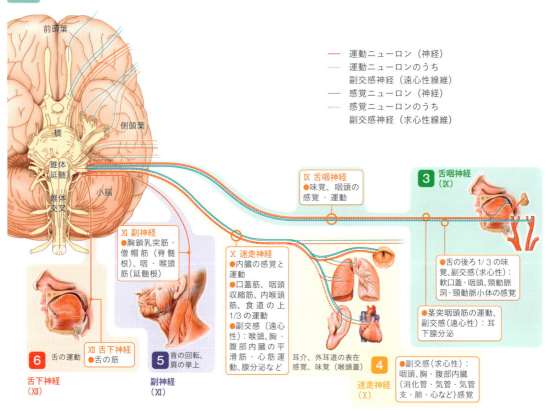

4 迷走神経（Ⅹ）

迷走神経は、咽頭と軟口蓋の諸筋を支配し、嚥下運動の中心的な役割を果たします。臨床では、迷走神経の枝の1つである反回神経が有名です。反回神経は喉頭筋を支配しており発声に携わっています。

【障害】
迷走神経が障害されると、軟口蓋の挙上不全、咽頭の蠕動運動の低下、輪状咽頭筋の弛緩不全、声帯の麻痺が起こります。

【評価】
摂食嚥下に関連する評価は、声質（気息性嗄声：ささやき声に息もれが混じるような声）や咽頭後壁、口蓋垂、口蓋弓の動きを観察します。
評価方法は、「アー」と発声させたときの口蓋垂と咽頭後壁の動きを観察します。一側に麻痺がある場合は健側に引き寄せられるため、口蓋垂は健側を向き、咽頭後壁は健側に向かって斜め上方に引き寄せられます（カーテン徴候）。発声を止めればいずれも、また元の位置に戻ります。
開鼻声（声が鼻に抜ける）の有無も確認します。

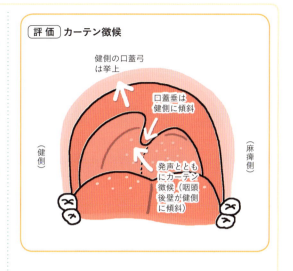

【評価】カーテン徴候
- 健側の口蓋弓は挙上
- 口蓋垂は健側に傾斜
- 発声とともにカーテン徴候（咽頭後壁が健側に傾斜）
- （健側）（麻痺側）

5 副神経（Ⅺ）

副神経は、胸鎖乳突筋、僧帽筋を支配する運動神経です。

【障害】
副神経が障害されると、下位運動ニューロンの障害（核障害、核下性障害）により病巣と同側の胸鎖乳突筋、僧帽筋に異常な収縮が起こり、斜頸をきたします。

【評価】
摂食嚥下に関連する評価は、胸鎖乳突筋の場合、頸部を左右に回旋してもらい、容積と運動の程度を観察します。僧帽筋の場合、患者の肩に検者の手を置き、両肩を挙上してもらいます。また、肩の高さ、指先の位置を確認します。

6 舌下神経（Ⅻ）

舌下神経は、舌の運動を支配する（口蓋舌筋を除く）運動神経です。
舌はその形態を決める内舌筋と、舌全体を大きく動かす（突出させたり後ろに引いたりなど）外舌筋で構成されています。

【障害】
舌下神経が障害されると、舌の動きに問題が生じるので、咀嚼力の低下や食物の咽頭への送り込みなどに障害が生じます。

【評価】
摂食嚥下に関連する評価は、安静時の舌の偏位、舌の運動性の左右差、舌運動時の筋力を確認します。
末梢性の舌下神経麻痺や球麻痺では舌萎縮を伴いますが、中枢性の舌下神経麻痺や仮性球麻痺の場合は見られません。

舌の動きは挺出によって評価します。このとき、麻痺があると舌は麻痺側へ偏位します。逆に、安静時（口腔内）には舌は健側へ偏位しています。また、舌の前後・左右・上下の運動を確認していきます。

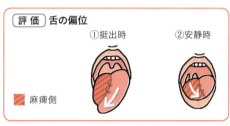

【評価】舌の偏位
①挺出時　②安静時
■麻痺側

（文献4より許可を得て転載）

〈引用文献〉
1. 鎌倉やよい，藤本保志，深田順子：視て・触れて・聴いて得る客観的情報 図3-1顔貌の観察．鎌倉やよい 編，嚥下障害ナーシング，医学書院，東京，2005：63．
2. 馬場元毅：絵でみる脳と神経―しくみと障害のメカニズム 第3版．医学書院，東京，2009：186．
3. 馬場尊：身体所見．才藤栄一，向井美惠 監修，鎌倉やよい，熊倉勇美，藤島一郎，他編，摂食・嚥下リハビリテーション 第2版，医歯薬出版，東京，2007：134-135．
4. 鎌倉やよい，藤本保志，深田順子：視て・触れて・聴いて得る客観的情報 図3-5舌の観察．鎌倉やよい 編，嚥下障害ナーシング，医学書院，東京，2005：66．

〈参考文献〉
1. 馬場元毅：絵でみる脳と神経―しくみと障害のメカニズム 第3版．医学書院，東京，2009：173-189．
2. 日本摂食・嚥下リハビリテーション学会 編：日本摂食・嚥下リハビリテーション学会eラーニング対応―第3分野・摂食・嚥下障害の評価．医歯薬出版，東京，2011：7-18．
3. 山田好秋：よくわかる摂食・嚥下のメカニズム．医歯薬出版，東京，2004：78．
4. 馬場尊，才藤栄一 監修：摂食・嚥下障害のケア．メディカ出版，大阪，2010：45-56．
5. 半田肇 監訳：神経局在診断．文光堂，東京，1999：161-163．
6. 美田誠二：得意になる解剖整理．照林社，東京，2010：48-49．

Part 2

3 発声・構音から判断したいことは?

三鬼達人

Answer
発声の「気息性嗄声」「湿性嗄声」では嚥下機能の障害を疑い、
「会話明瞭度の変化」「音声交互反復回数の減少」では舌・口唇の運動障害を疑う

1 発声・構音とは

発声とは、肺からの呼気により声帯を振動させて音声を発することです。

構音とは、喉頭で作られた音声をもとに、喉頭より上の咽頭腔、口腔、鼻腔の音声器官の形状を変えて、いわゆる話し言葉を作り出すことです。

2 摂食嚥下機能との違い

発声・構音は、摂食嚥下機能と同じ器官での運動ですが、その機能は大きく異なります。具体的には、発声・構音の場合、各器官の動きは肺からの呼気が、喉頭、咽頭、鼻腔・口腔方向へ動きます。一方、摂食嚥下の場合は、食物が口腔から咽頭、食道、胃へと動きます。

また、各器官の運動の力、速さ、巧緻性、運動が起きる惹起性（発声・構音は随意性、嚥下は反射運動）などの点でも大きく異なります。発声・構音の場合は、運動の力は軽くて早く、複雑な動きを要します。摂食嚥下の場合は、運動の力は強くて比較的に緩慢な動きを要します。

以上のように、発声・構音と摂食嚥下の運動は、機能的にまったく異なる動きをしているため、これらを念頭に置いて摂食嚥下機能を考えていくことが重要です。

いずれにしても、発声・構音と摂食嚥下機能の各器官は密接な関係にあるため、摂食嚥下機能の程度や状態を知るために有用な情報が得られます。

3 発声の評価

発声は、患者の声質の状態から評価し、嚥下機能の障害を推測します。

1）声がかすれている、声が続かない：気息性嗄声

声帯が完全に閉じてないことが疑われます。声門閉鎖が不十分な場合、嚥下時の声門閉鎖が不十分となり、誤嚥のリスクが非常に高くなり、咳嗽力も低下します。慎重に摂食嚥下訓練を進める必要があります。

気息性嗄声の評価には、発声時の声門閉鎖の状態を簡便に知る検査法「最長発声持続時間（maximum phonation time：MPT）」で測定するとよいでしょう（表1）。

2）喉がゴロゴロ、ゼロゼロしている：湿性嗄声

食事を食べていない状態で、咽頭で"ゴロツキ音"が聴取される場合は、唾液を嚥下により飲み込めていない可能性があります。咽頭や喉頭の感覚が低下しているか、食道入口部の開大不全などが推測されます。つまりこの場合、喉頭侵入や誤嚥の可能性が強く疑われるため、注意が必要です。

食事中に声質がゴロゴロ声に変わった場合は、声門付近に食物や唾液の貯留が疑われます。咳払いをさせ湿性嗄声が改善するか観察します。

4 構音の評価

舌・口唇の運動障害を反映する構音の状態を評価します。嚥下障害に関与が高い構音と構音点について、図1に示します。

1）会話明瞭度検査

日常の会話や簡単な質問に対する返答から、どの程度内容が理解できるか主観的に評価します。評価基準は「1. よくわかる」「2. ときどきわからない語がある」「3. 聞き手が話題を知っていればわかる」「4. ときどき

表1 発声の評価：最長発声持続時間（MPT）
- 発声時の声門閉鎖の状態を簡便に知る検査法
- 被検者に最大吸気させたあとに、自然な話声程度の声の大きさで、できる限り一定の強さで、「アー」と、可能な限り長く持続発声を行わせる
- その持続時間を測定して評価する

正常	成人男性：30秒以上 成人女性：20秒以上
異常	10秒以下

表2 開鼻声の評価：ブローイング検査
[方法]
- コップ3分の1位の水にストローを入れそれを吹く
- 息継ぎせずに吹き続けられる時間を測定する
- 鼻息鏡ステンレス板を用いて、呼気時に鼻からの漏出呼気がどの程度あるかを評価する
- 実施時には、「鼻をつままない状態」と「鼻をつまんだ状態」で行う

[評価基準]
- 鼻閉に対する非鼻閉の時間比で評価する
- 同時に、呼気鼻漏出の程度を「なし」「2cm未満」「2cm以上」の3段階で評価

表3 開鼻声の評価：聴覚印象
[方法]
- 開鼻声の有無を評価するために、主に非通鼻音を発声してもらう
- 母音「ア、ア、ア」「イ、イ、イ」と発声してもらい、鼻にかかった声、鼻から抜けたような声の程度を評価する
- 「パ行」「サ行」を発音してもらい、子音の歪みや不正確な音の程度を評価する
- 同時に、鼻息鏡ステンレス板を鼻の下に当て、呼気鼻漏出の程度を評価する

[評価基準]
- 母音の場合は、開鼻声の程度を4段階「なし」「軽度あり」「中等度あり」「重度あり」で聴覚的に評価
- パ行、サ行の場合は、呼気鼻漏出による子音の歪みの程度を4段階「なし」「軽度あり」「中等度あり」「重度あり」で聴覚的に評価
- 呼気鼻漏出の程度は、「なし」「2cm未満」「2cm以上」の3段階で評価

図1 構音の評価：構音点

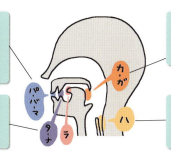

①口唇閉鎖が悪い
＝口唇音（パ・バ・マ）が不明瞭
＝母音（i・u）が不明瞭

②食塊送り込みが悪い＝舌尖音（タ・ダ・ナ・ラ）が不明瞭

③奥舌の送り込みが悪い
＝奥舌音（カ・ガ）が不明瞭

④下顎の開閉が悪い
＝母音（a）が不明瞭

（文献1を参考に作成）

わかる語がある」「5. まったくわからない」の5段階です。

2）音節交互反復運動の評価

音節交互反復運動は、「パ」「タ」「カ」の音節を一息で、可能な限り速く交互反復することを指示し、5秒間の反復運動数を測定します。これは発話速度、リズムの異常を評価する検査法です。「パ」では口唇閉鎖運動、「タ」では舌の先の運動、「カ」では舌の後方部の挙上運動が評価できます。連続して「パタカ」を言ってもらう場合は、口唇から舌の後方部までの連続動作を評価することができます。

評価時は、1秒当たりの音の回数を計算します[2]。
0：0回/秒（単発的運動でも不可）
1：2.0回/秒未満
2：2.0回/秒以上4.0回/秒未満
3：4.0回/秒以上

3）開鼻声の評価

発音時に呼気が鼻腔より抜けてしまい、本来、鼻腔に共鳴しない母音や子音の非通鼻音が鼻音化し、鼻にかかったような声になることを開鼻声と称します。

鼻咽腔閉鎖が不十分な場合に起こりますが、嚥下障害患者ではワレンベルグ症候群などが有名です。軟口蓋の麻痺があると嚥下時に適切な嚥下圧をつくれず、食物の鼻咽腔逆流や咽頭残留の原因になります。

開鼻声評価方法には、ブローイング検査（表2）や聴覚印象による判定（表3）があります。

〈引用文献〉
1. 清水充子：関連運動の訓練. 向井美惠, 鎌倉やよい 編, 摂食・嚥下障害の理解とケア, 学習研究社, 東京, 2003：91（図IV-35）
2. 西尾正輝：標準 ディサースリア検査（AMSD）. インテルナ出版, 東京, 2004. AMSDの簡易評価基準表より抜粋.

Part 2

4 スクリーニングテストの種類は?

三鬼達人

Answer 摂食開始を検討するためのアセスメント基準として、スクリーニングテスト(反復唾液のみテスト、改訂水のみテスト、フードテスト、水のみテスト〈窪田の方法〉など)がある

1 代表的な摂食嚥下のスクリーニングテスト

摂食嚥下ケアをスタートできるタイミングをPart1-5、患者状態をPart1-6で述べましたが、いきなり食事の開始や直接訓練を行うと窒息や誤嚥のリスクが高まるため、これらの訓練が開始可能かを具体的に検討しなければなりません。したがって、まずはベッドサイドでできる摂食嚥下スクリーニングテストを実施することが必要になります。

代表的なスクリーニングテストには以下があります。
- 反復唾液のみテスト(RSST：repetitive saliva swallowing test、図1-①)[1-3]
- 改訂水のみテスト(MWST：modified water swallow test、図1-②)[4]
- フードテスト(FT：food test、図1-③)[4]
- 水のみテスト(窪田の方法、図1-④)[5]

これらのテストで問題がない場合には、基本的に"直接訓練を開始してよい"と判断できます。

ただし、実際の評価では、口腔および咽頭の機能を観察するだけでは不十分です。患者の嚥下機能だけに注目するのではなく、先に述べた「直接訓練を開始するための絶対条件」や「患者の状態」、「訓練を行うときの患者環境」などを注意深く観察し、総合的に判定する必要があります。

注意したいのは、これらの<u>摂食嚥下スクリーニングテストは、誤嚥の有無を検知して、「直接訓練が開始可能か」もしくは、「その後に嚥下造影などの精密な検査を必要とするか」を鑑別することを目的に考えられていることです</u>。"誤嚥の確定診断"は、嚥下造影か嚥下内視鏡検査でしか行えないということを念頭に置き

(Part2-6参照)、スクリーニングテストをとらえる必要があります。したがって、スクリーニングテストの結果で「問題あり」と評価された場合は、詳細な評価に基づく専門家の判断が必要となり、直接訓練は開始すべきでないと判断します。

なお、スクリーニングテストは単一の標準化テストであり、臨床で用いるうえでは、個々のスクリーニングテストの結果を総合的に考えていかなければなりません。Part2-8に、スクリーニングテストを用いた総合的な判定の例を示します。

1)咳テスト

不顕性誤嚥のスクリーニングテストとして咳テスト[6,7]が知られています。1%濃度のクエン酸水溶液を超音波ネブライザーで1分間吸入し、吸入中に咳が出現するかどうかを確認します。評価は5回以上を陽性とします。

このテストは、気道の咳反射の閾値を評価します。咳がない場合、不顕性誤嚥の疑いが強くなります。

2)酸素飽和度(SpO_2値)

パルスオキシメータによる酸素飽和度(SpO_2値)の測定は、摂食時の誤嚥のモニタリングとして使用されます。

判定基準として、「90%未満に低下したとき」「持続的に、ベースの値より3%以上低下したとき」は、著しい誤嚥があった可能性を考えて訓練を中止し、呼吸音を聴取し、必要に応じて排痰手技を行う必要があります。

しかし酸素飽和度低下を誤嚥のスクリーニングに用いることに関しては、誤嚥との関連性がないとの報告もあります。このことを念頭に置いておくことが重要です[8]。なぜなら、酸素飽和度は誤嚥時だけでなく姿勢変換、嚥下、咳などによって容易に数値が低下するからです[9]。したがって、酸素飽和度が低下したときに

図1 スクリーニングテスト（代表例）

＊あわせてPart2-8「スクリーニングテスト一覧」も参照

①反復唾液のみテスト（RSST）

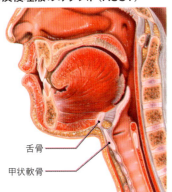

舌骨
甲状軟骨

方法
- ①人差し指で舌骨を、中指で甲状軟骨を触知した状態で空（から）嚥下を指示する
- ②30秒間で何回嚥下できるか観察する
- ③甲状軟骨が指を十分に乗り越えた場合のみ、1回とカウントする

評価
- 随意的な嚥下の繰り返し能力をみるもので、嚥下障害患者では嚥下の繰り返し間隔が延長すると報告される
- 30秒以内に3回できなければ「問題あり」と判定

（文献1-3より引用）

②改訂水のみテスト（MWST）

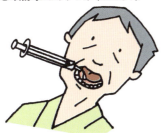

注意点
- 舌上に注いでしまうと、口腔内保持能力の低下している患者では、早期咽頭流入が起きやすくなる

方法
- ①MWST実施前に発声させて、声質を確認しておく
- ②冷水3mLを口腔底に注ぎ、嚥下を命じる
- ③嚥下したあとに再度発声させて、湿性嗄声を確認する
- ④嚥下後反復嚥下を2回行わせる

評価
- 1点→ 嚥下なし、むせる and/or 呼吸切迫
- 2点→ 嚥下あり、呼吸切迫（silent aspiration：不顕性誤嚥の疑い）
- 3点→ 嚥下あり、呼吸良好、むせるand/or 湿性嗄声
- 4点→ 嚥下あり、呼吸良好、むせない
- 5点→「4」に加え、反復嚥下が30秒以内に2回可能
- 評価基準が「4点」以上なら最大2施行繰り返し、最も悪い場合を評点とする

（文献4より引用）

③フードテスト（FT）

食物を
舌背前部に置く

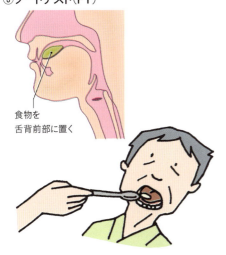

方法
- ①プリン茶さじ1杯（約4g）を舌背前部に置き、嚥下を命じる
- ②嚥下後反復嚥下を2回行わせる

評価
- 1点→ 嚥下なし、むせる and/or 呼吸切迫
- 2点→ 嚥下あり、呼吸切迫（silent aspiration：不顕性誤嚥の疑い）
- 3点→ 嚥下あり、呼吸良好、むせるand/or 湿性嗄声、口腔内残留中等度
- 4点→ 嚥下あり、呼吸良好、むせない、口腔内残留ほぼなし
- 5点→「4」に加え、反復嚥下が30秒以内に2回可能
- 評価基準が「4点」以上なら最大2施行繰り返し、最も悪い場合を評点とする

（文献4より引用）

（次ページへつづく）

④水のみテスト（窪田の方法）

方法
①常温の水30mLを患者に渡し、検者は「この水をいつものように飲んでください」と伝える
②水を飲み終えるまでの時間やプロフィール、エピソードを測定・観察し機能評価を行う

評価
〈プロフィール〉
①1回でむせなく飲むことができる
②2回以上に分けるが、むせなく飲むことができる
③1回で飲むことができるが、むせることがある

評価（つづき）
④2回以上に分けて飲むにもかかわらず、むせることがある
⑤むせることがしばしばで、全量飲むことが困難である

〈エピソード〉
●すするような飲み方、含むような飲み方、口唇からの水の流出など、飲み方についてそれぞれの患者特有の観察事項を記載する
〈正常値〉
●プロフィール①の5秒以内を「正常」
●プロフィール①の5秒以上とプロフィール②を「疑い」
●プロフィール③④⑤は「異常」

（文献5より引用）

は数値だけをみるのではなく、呼吸状態などをよく観察することが必要です。パルスオキシメータの測定は呼吸状態をとてもよく反映するため、嚥下訓練中の測定は積極的に行うべきです。

3）頸部聴診

頸部聴診（**図2**）[10,11]は、咽頭期における嚥下障害の有無を評価する方法です。手順は以下のように行います。
①強い咳を複数回行わせ、口腔・咽頭・喉頭内の貯留物を喀出する
②貯留物が排除されたら、声帯振動を伴わない呼気を出させる
③貯留物が排除された状態の呼気音を確認する
④一定量の試料を口腔内に入れ、保持させたあとに、"いつも通りの飲み方"で嚥下するように指示する
⑤嚥下時の嚥下音を聴取する
⑥呼気音を聴取する

頸部聴診で聴取する音は、「咽頭部で産生される嚥下音」と「嚥下前後の呼吸音」です。ポイントは、以下に注意を払いながら聴取することです。
●飲み込むタイミング
●嚥下回数（複数回の嚥下）
●持続時間（長い嚥下音）
●音響的特徴（弱い不明瞭な嚥下音、泡立ち音を伴う嚥下音、繰り返しの嚥下時に産生される液体貯留音、力みによるしめつけ音を伴う嚥下音）

狭い頸部を聴診するので、聴診器は、接触子の大きな聴診器より乳児用などの小型の聴診器を用いたほうがよいでしょう。

頸部聴診の判定を、**表1**[12]に示します。

4）嚥下前・後レントゲン撮影（Ⅴ Pre-and post-swallowing X-P：SwXP）

4mL液体状バリウム液を嚥下させ、「嚥下前の撮影」と「嚥下直後」「嚥下1分後」の側面単純X線写真の撮影を行う方法です（**図3**）。嚥下前と嚥下後の写真を比較し、誤嚥、喉頭侵入、咽頭残留などを評価します。また、検査時の咳の有無も評価に入れます[13]。

この検査は、嚥下造影の検査ができない施設においては有効な検査方法です。

以上、それぞれ代表的なスクリーニングテストを示しました。実際に摂食嚥下障害を評価していくときは、日本摂食嚥下リハビリテーション学会の「摂食・嚥下障害評価・簡易版（**表2**）」[14]などを活用するとよいでしょう。

〈引用文献〉
1. Kikuchi R, Watabe N, Kanno T, et al.：High incidence of silent aspiration in elderly patients with community-acquired pneumonia. *Am J Respir Crit Care Med* 1994；150（1）：251-253.
2. 小口和代、才藤栄一、水野雅康、他：機能的嚥下障害スクリーニングテスト「反復唾液嚥下テスト」(the Repetitive Saliva Swallowing Test：RSST)の検討. リハ医学 2000；37（6）：375-382.
3. 小口和代、才藤栄一、馬場尊、他：機能的嚥下障害スクリーニングテスト「反復唾液嚥下テスト」(the Repetitive Saliva Swallowing Test：RSST)の検討. リハ医学 2000；37（6）：383-388.
4. 才藤栄一、他：摂食・嚥下障害の治療対応に関する総合的研究. 厚生科学研究費補助金研究報告書、厚生科学研究費補助金（長寿科学総合研究事業）、平成11年度：1-17.
5. 窪田俊夫、三島博信、花田実：脳血管障害における麻痺性嚥下障害―スクリーニングテストとその臨床応用について. 総合リハ 1982；10（2）：271-276.
6. Wakasugi Y, Tahara H, Hattori F, et al.：Screening test for silent aspiration at the bedside. *Dysphagia* 2008；23（4）：364-370.
7. 若杉葉子、戸原玄、中根綾子、他：不顕性誤嚥のスクリーニングテストにおける咳テストの有用性に関する検討. 日本摂食・嚥下リハビリテーション学会誌 2008；12（2）：109-107.
8. Wang TG, Chango YC, Chen SY, et al.：Pulse oximetry does not reliably detect aspiration on videofluoroscopic swallowing study. *Arch Phys Med Rehabili* 2005；86（4）：730-734.
9. Leder SB：Use of arterial oxygen saturation, heart rate, and blood pressure as indirect objective physiologic markers to predict aspiration. *Dysphagia* 2000；15（4）：201-205.

図2　頸部聴診の部位

- 甲状軟骨を触診し、続いて輪状軟骨・気管外側を触診し検出部位を設定する
- 頸動脈の拍動音や喉頭挙上に伴う嚥下時の皮膚振動音が小さく、嚥下音・呼吸音が明瞭に聴取できる

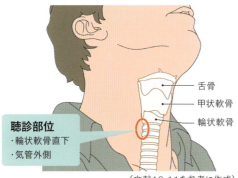

聴診部位
・輪状軟骨直下
・気管外側

注意事項
① 喉頭や舌骨の動きを妨げないように聴診器を軽く当てる
② 聴診器を当てる際、患者の頸部を過伸展させないように注意する
③ あらかじめ、聴診器の当て方、音の聴き取り方に慣れておく
④ 聴診で異常音を聴取しなくても、誤嚥の確定診断とはならないため、その他のスクリーニングテストの結果とあわせて総合的に考える必要がある

（文献10, 11を参考に作成）

表1　頸部聴診の判定

	聴取音	判定
嚥下音	呼吸音がいったん停止されたあと、力強い嚥下音1回、引き続いて澄んだ呼吸音	● 正常
	嚥下音が長い、または弱い 複数回の嚥下音	● 舌による送り込み障害 ● 咽頭収縮の減弱 ● 喉頭挙上障害 ● 食道入口部弛緩障害の疑い
	泡立ち音・むせに伴う喀出音	● 誤嚥の疑い
呼吸音	嚥下直後の呼気音に湿性音、うがい音、液体の振動音	● 誤嚥または咽頭残留の疑い

（文献12より引用、一部改変）

図3　嚥下前・後レントゲン撮影（SwXP）

嚥下前

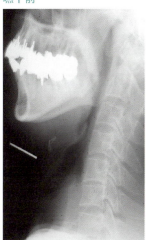

嚥下後

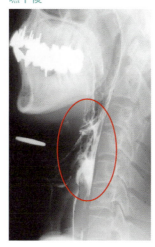

＜判定基準＞

5.	正常範囲
4.	口腔・咽頭残留
3.	喉頭内侵入
2.	誤嚥少量でむせあり
1.	誤嚥中等度以上 and/or 不顕性誤嚥あり、or 嚥下なし

（文献13より引用）

 POINT 誤嚥の程度を判定する

---

10. Takahashi K, Groher ME, Michi K：Methodology for detecting swallowing sounds. *Dysphagia* 1994；9(1)：54-62.
11. 高橋浩二 監修：ビデオ版・頸部聴診による嚥下障害診断法. 医歯薬出版, 東京, 2002.
12. 高橋浩二：頸部聴診法. 才藤栄一, 向井美惠 監修, 鎌倉やよい, 熊倉勇美, 藤島一郎, 他編, 摂食・嚥下リハビリテーション 第2版, 医歯薬出版, 東京, 2007：172.
13. 水野雅康, 才藤栄一：単純レントゲン検査による嚥下障害のスクリーニング―造影剤嚥下前・後レントゲン像とvideo fluorography所見との比較―. リハ医学 2000；37(10)：669-675.
14. 日本摂食・嚥下リハビリテーション学会医療検討委員会：摂食・嚥下障害の評価(簡易版)日本摂食・嚥下リハビリテーション学会医療検討委員会案. 日本摂食・嚥下リハビリテーション学会誌 2011；15(1)：96-101.

表2　摂食・嚥下障害評価（簡易版）

年　月　日　　　　　　　　　　　　　名前

ID.　　　　　　　　　　　　　　年齢　　　歳　男・女　身長　　　cm　体重　　　kg

血圧　　／　　　　　脈拍　　回／分　　SpO₂　　％　（ルームエア ・ O₂投与　　％）

主訴ないし症状	
原因疾患／基礎疾患	関連する既往歴
栄養方法	経口摂取：常食 ・ 粥 ・きざみ ・ その他（　　　　　）絶食 水　分 ： トロミなし ・トロミ付き ・ 禁
補助(代替)栄養	なし・経鼻経管・胃瘻・点滴・その他　　座位耐久性　　　十分 ・ 不十分 ・ 不可

1. 認知		6. 発声・構音（気切：無・有[カフ：無・有]）	
意識	清明 ・ 不清明 ・ 傾眠	発声	有声 ・ 無声 ・ なし
意思表示	良 ・ 不確実 ・ 不良	湿性嗄声	なし ・ 軽度 ・ 重度
従命	良 ・ 不確実 ・ 不良	構音障害	なし ・ 軽度 ・ 重度
食への意欲	あり ・ なし ・ 不明	開鼻声	なし ・ 軽度 ・ 重度
その他：		その他：	

2. 食事		7. 呼吸機能	
摂取姿勢	椅子・車椅子・端座位・bedup(　)°	呼吸数	回／分
摂取方法	自立・監視・部分介助・全介助	随意的な咳	十分 ・ 不十分 ・ 不可
飲食中のムセ	なし ・ まれ ・ 頻回	その他：	
口腔内食物残留	なし ・ 少量 ・ 多量		
流涎	なし ・ 少量 ・ 多量	8. スクリーニングテスト	
その他：		反復唾液嚥下テスト　　回／30秒 喉頭挙上　　十分 ・ 不十分　なし	

3. 頸部		改訂水のみテスト(3mL、　mL)
頸部可動域	制限なし ・ 少し動く ・ 不動	1. 嚥下なし、むせる　and/or 呼吸切迫
その他：		2. 嚥下あり、呼吸切迫(slient aspiration疑い)
		3. 嚥下あり、呼吸良好、むせる　and/or湿性嗄声
4. 口腔		4. 嚥下あり、呼吸良好、むせなし
		5. 4に加え、追加空嚥下運動が30秒以内に2回可能
義歯(不要・要)	適合 ・ 不良 ・ なし	その他：
衛生状態(口腔)	良好 ・ 不十分 ・ 不良	
その他：		9. 脱水・低栄養
		皮膚・眼・口の乾燥　　なし ・ 軽度 ・ 重度
5. 口腔咽頭機能		るいそう　　なし ・ 軽度 ・ 重度
開口量	3横指・2横指・1横指以下	その他：
口角下垂	なし ・ あり（右・左）	
軟口蓋運動 (/ア/発声時)	十分 ・ 不十分 ・ なし	
咬合力	十分 ・ 不十分 ・ なし	10. まとめ：
舌運動　挺舌	十分・下唇を越えない・不能	
偏位	なし ・ あり　（右・左）	
口腔感覚異常	なし ・ あり(部位：　)	治療方針：指導のみ・外来訓練・入院訓練・他院へ紹介・他
その他：		**11. 検査**
		VF　　済（　／　）・予定（　／　、未定）
評価者氏名／職種		VE　　済（　／　）・予定（　／　、未定）

（文献14より許可を得て転載）

Part 2

5

三鬼達人

胸部聴診のとり方は?

Answer

「気管(支)呼吸音」「気管支肺胞呼吸音」「肺胞呼吸音」といった、部位による
呼吸音の特徴を意識しながら聴取する。ラ音(肺副雑音)についても注意する

Part 2 評価・診断

摂食嚥下障害患者では、摂食嚥下機能評価時や訓練前後に、呼吸機能の観察や胸部聴診を行うことが重要です。

1 誤嚥物の影響が現れやすい部位

通常、誤嚥した場合、誤嚥物は右下肺野に落ち込みやすいとされています。その理由は、気管支の解剖学的特徴として、気管支は左よりも右のほうが太く、また分岐角度が小さくなっているからです(**図1**)。

このため、誤嚥性肺炎は右肺下葉が好発部位となります。肺区域でいうと「S6」「S9」「S10」です(**図2**)。

胸部聴診を行う場合は、起座位の場合は右肺中葉に誤嚥物が落ち込むことが多くなるため、前胸部からの聴診が必要です。

一方、臥床の場合は右下肺野に誤嚥物が落ち込むことが多くなるため、背部(肩甲線上の第8肋間のあたり)からの聴診が必要です[1]。

2 呼吸音からのアセスメント

胸部聴診で聴取される呼吸音は、部位によって聴こえ方が異なり、「気管(支)呼吸音」「気管支肺胞呼吸音」「肺胞呼吸音」に分類されます(**図3**)。

それぞれの部位で聴取される正常呼吸音の特徴を**表1**に示します。呼吸音を聴取するときのポイントとして、最低でも吸気・呼気の1サイクル以上は確認し、必ず左右対称で聴いていきます(**図4**)。

呼吸音の異常は、副雑音と表現されます。副雑音には、肺内から発生するラ音と肺以外から発生するその他の異常音があります。ラ音は**表2**[2, 3]のように分類されます。肺以外からの異常音は胸膜摩擦音であり、

これは胸壁の表面近くで、胸膜表面どうしがこすれ合うことで起こります。原因としては、転移性がんなどにより、臓側胸膜と壁側胸膜との間にある水分が不足することで起こります。

誤嚥性肺炎等で粘稠痰や誤嚥物が気管支に貯留している場合には、胸部聴診で異常音(ラ音)が必ず聴取されます。

3 異常音(ラ音)が聴取された場合の対応

異常音を聴取し、痰の貯留が疑われる場合には、咳嗽や強制呼出手技、体位排痰、スクイージングなどの排痰法につなげていきます(**Part1-13**参照)。このときには、実施前後で必ず呼吸音を確認し、痰の喀出ができたのかを評価する必要があります。

なお、貯留している部位(異常音が聴取される)から痰が移動すれば、聴取音は変化します。したがって、「異常音が聴こえなくなった」=「排痰ができた」とはただちにいえないので、注意が必要です。

〈引用文献〉
1. 馬場元毅, 鎌倉やよい 編著:深く深く知る　脳からわかる 摂食・嚥下障害. 学研メディカル秀潤社, 東京, 2013:96-97.
2. 三上理一郎:肺副雑音(ラ音)の新しい分類. 日本医事新報 1984;3162.
3. 高橋仁美, 佐藤洋一:フィジカルアセスメント徹底ガイド・呼吸. 中山書店, 東京, 2009:52.

〈参考文献〉
1. 山内豊明:フィジカルアセスメント ガイドブック. 医学書院, 東京, 2005.
2. 日野原重明:フィジカルアセスメント・ナースに必要な診断の知識と技術 第4版, 医学書院, 東京, 2006.
3. 塩谷隆信, 高橋仁美:リハ実践テクニック 呼吸ケア 第2版. メジカルビュー社, 東京, 2008:53.

47

図1　気管支の構造

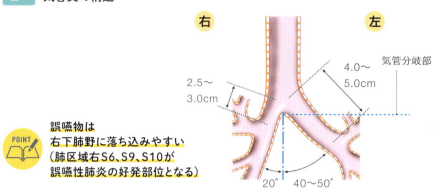

POINT　誤嚥物は**右下肺野に落ち込みやすい**（肺区域右S6、S9、S10が誤嚥性肺炎の好発部位となる）

図2　肺区域と肺葉気管支

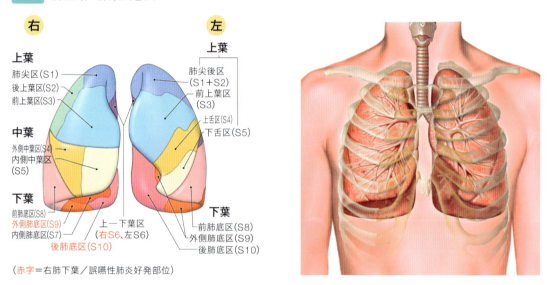

（赤字＝右肺下葉／誤嚥性肺炎好発部位）

- 右肺は「上葉」「中葉」「下葉」の3葉に、左肺は「上葉」「下葉」の2葉に分けられる。この肺葉はさらに肺区域に分かれる。肺区域にはそれぞれ支配気管支が存在する
- 気管支は、5つの肺葉に葉気管支として分岐し、さらに各肺葉の中でもそれぞれの肺区域に対応した区域気管支として分岐する

図3　各呼吸音が聴取される部位

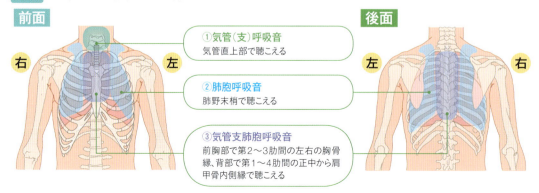

①気管（支）呼吸音　気管直上部で聴こえる
②肺胞呼吸音　肺野末梢で聴こえる
③気管支肺胞呼吸音　前胸部で第2～3肋間の左右の胸骨縁、背部で第1～4肋間の正中から肩甲骨内側縁で聴こえる

表1　各部位の正常呼吸音

呼吸音	聴取部位と呼吸音の特徴	呼吸音の聴こえ方
①気管（支）呼吸音	●頸部気管上で聴取 ●吸気＜呼気の粗い音	吸気　呼気 呼気がやや長く、大きく聴こえる
②肺胞呼吸音	●気管呼吸音、気管支肺胞呼吸音以外の胸部で聴取 ●吸気側のみのやわらかい音 ●雑音が強いと聴きにくい	吸気　呼気 呼気がほとんど聴こえない
③気管支肺胞呼吸音	●胸骨周囲、肺尖部、肩甲間部で聴取 ●吸気と呼気が同じ振幅を有する音	吸気　呼気 吸気、呼気ともほぼ同じ

図4　胸部聴診の部位

POINT　必ず左右対称に聴いていく

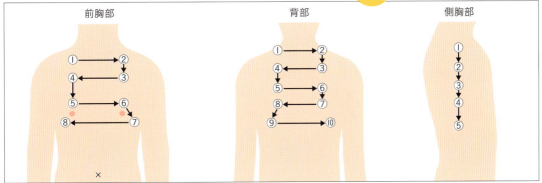

前胸部　　背部　　側胸部

表2　ラ音（肺副雑音）の分類

	高音性	低音性
連続性ラ音 （吸気＜呼気時）	笛様音 Wheeze（ウイーズ） 「ヒュ〜ヒュ〜」	いびき様音 Rhonchi（ロンカイ） 「グ〜グ〜」
	【疾患】 気管支喘息発作などの閉塞疾患など 【特徴】 気道の閉塞や狭小部を空気が通るときに発する。呼気の終末で音がする	【疾患】 慢性閉塞性肺疾患（COPD）の急性増悪、心不全など喀痰貯留時、気道異物など 【特徴】 比較的太い気管支内に粘稠度の高い痰が貯留している可能性がある
断続性ラ音 （吸気＞呼気時）	捻髪音 Fine crackles（ファインクラックル） 「パリパリ」	水泡音 Coarse crackles（コースクラックル） 「ブツブツ」
	【疾患】 肺線維症、間質性肺炎など 【特徴】 線維化し弾力性を失った肺胞が膨らむときに発する音と考えられている。吸気の終末で音がする	【疾患】 気管支拡張症、慢性気管支炎の急性増悪時、肺炎、心不全、肺水腫など 【特徴】 中枢気道に痰が貯留している可能性がある。水の入ったコップにストローで空気を吹き込んだときのような音がする。胸郭に手を当てると振動を触知することがある（手掌振動：ラトリング）

●ラ音（肺副雑音）には連続した音を繰り返す「連続性ラ音」と、非連続性に短い音を繰り返す「断続性ラ音」がある
●それぞれ低音（調）性と高音（調）性に分けることができる

（文献2,3を参考に作成）

Part 2

6 嚥下造影(VF)、嚥下内視鏡検査(VE)の進め方は?

三鬼達人

Answer 嚥下機能を疑った場合は、「嚥下造影(VF)」「嚥下内視鏡検査(VE)」が確定診断として用いられる

ベッドサイドでのスクリーニングテストを実施し「問題あり」と判断された場合、あるいは判断に迷う場合は、嚥下造影、嚥下内視鏡検査が必要になります。

1 嚥下造影(videofluoroscopic examination of swallowing:VF、図1)

嚥下造影は、X線透視下で造影剤を含んだ食物を摂取させ、口腔・咽頭・食道の動き、形態・構造を評価する方法です。主な目的は以下です。
- 症状と病態の関係を明らかにする
- 食物・体位・摂食方法などの調節により治療に反映させる

嚥下造影は誤嚥の有無だけを診断するのではなく、どのような食物をどのように摂取すれば安全か(または危険か)を判断します。また、摂食嚥下機能を細かく評価することにより、どのような訓練が適応であるかを診断することができます。

嚥下造影は「診断的側面」と「治療的側面」をあわせもつ検査法です。

2 嚥下内視鏡検査(videoendoscopic examination of swallowing:VE、図2、図3)

嚥下内視鏡検査は、鼻咽腔喉頭ファイバースコープで咽頭を直視しながら食物を摂取させる検査です。主な目的は以下です。
- 咽頭期の機能的異常の診断
- 器質的異常の評価
- 代償的方法・リハビリテーション手技の効果の確認
- 患者・家族・メディカルスタッフへの教育指導

主に嚥下後の咽頭腔や喉頭前壁の観察から、嚥下を評価します。嚥下造影と同様に誤嚥の有無や咽頭残留が評価できる方法であり、さらに喉頭侵入、誤嚥物、臨床症状を入念に観察できます。

ただし、嚥下時に内視鏡の先端が食物や咽頭組織に覆われてしまうため、画面が白くなり(white out)、"嚥下の瞬間"は観察できない、つまり嚥下反射中に何が起こっているかわからないのが難点です。また、リクライニング位で評価するときには、気管後壁側が見えなくなります。

両者の手技を比較したものを表1[1]に示します。また、嚥下造影、嚥下内視鏡検査の評価は、喉頭侵入・誤嚥の重症度スケールの「PAS(penetration aspiration scale)」を用いて評価されます(表2)[2]。

表1 嚥下造影検査と嚥下内視鏡検査の比較

	嚥下造影検査	嚥下内視鏡検査
被曝	あり	なし
場所的制約	あり	なし
時間的制約	不利	有利
実際の摂食時評価	不可	可
準備期・口腔期の評価	可	不可*
咽頭期の評価	可	可
食道期の評価	可	不可

*固形物の咀嚼嚥下時に咽頭に送られてくる食塊の状態を見ることで間接的に口腔内の食塊形成を評価することはできる

(文献1より引用)

〈引用文献〉
1. 日本摂食・嚥下リハビリテーション学会医療検討委員会:嚥下内視鏡検査の手順 2012 改訂. 日本摂食・嚥下リハビリテーション学会, 2012.
http://www.jsdr.or.jp/wp-content/uploads/file/doc/endoscope-revision2012.pdf(2019.7.20アクセス)
2. Rosenbek JC, Robbins JA, Roecker EB, et al.:A penetration aspiration scale. *Dysphagia* 1996;11(2):93-98.

図1 嚥下造影（VF）の画像（異常例）

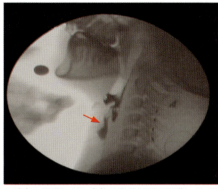
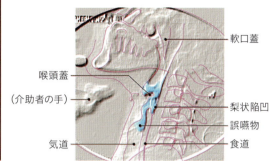

- 重度の誤嚥により、食物を半分量近く誤嚥している（→部分）

POINT 誤嚥を疑う場合はVF、VEによる画像診断を行う

図2 嚥下内視鏡検査（VE）の画像（正常例）

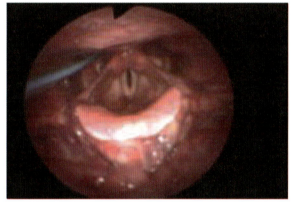

- 咽頭や喉頭前庭に唾液もほとんど貯留せず、著しい嚥下障害がないことがわかる
- 左に青く写っているのは経鼻胃チューブ。チューブの走行も喉頭蓋の動きを障害していない

図3 嚥下内視鏡検査（VE）の画像（異常例、唾液貯留）

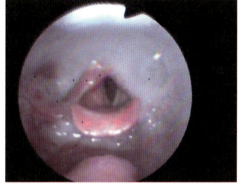

- 内視鏡を挿入した時点で、すでに唾液が貯留している状態であるとわかった
- このような症例では、常に"咽頭のゴロツキ音"を聴取する

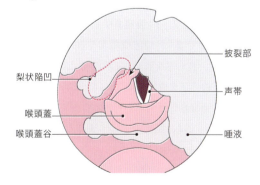

表2 PAS：penetration aspiration scale

1. 喉頭に侵入しない
2. 喉頭侵入があるが、声門に達せずに排出される
3. 喉頭侵入があるが、声門に達せず、排出もされない
4. 声門に達する喉頭侵入があるが、排出される
5. 声門に達する喉頭侵入があり、排出されない
6. 声門下まで食塊が入り（誤嚥）、喉頭または声門下から排出される
7. 声門下まで食塊が入り、咳嗽しても気道から排出されない
8. 声門下まで食塊が入り、排出しようとする動作がみられない

（文献2より引用）

〈参考文献〉
1. 日本摂食・嚥下リハビリテーション学会医療検討委員会：嚥下造影の検査法（詳細版）日本摂食・嚥下リハビリテーション学会医療検討委員会2011版案．日本摂食・嚥下リハビリテーション学会，2011．http://www.jsdr.or.jp/wp-content/uploads/file/doc/VF15-1-p76-95.pdf（2019.7.20アクセス）

Part 2

7

三鬼達人

重症度をチェックするための
スケールは?

Answer

スクリーニングテストや各種検査で得られた情報を統合して重症度を表す
アセスメントスケールに「摂食嚥下障害臨床的重症度分類(DSS)」がある。
VE、VFなどの評価結果からチームで検討する

---

1 摂食嚥下障害臨床的重症度分類 (dysphagia severity scale:DSS)

これまで説明してきたスクリーニングテスト、あるいは嚥下造影(VF)、嚥下内視鏡検査(VE)等で得られた情報をもとに、摂食嚥下機能の重症度を分類する「摂食嚥下障害臨床的重症度分類(DSS)」があります(**表1**)[1]。これは、まず誤嚥の「ある」「なし」に大別し、"誤嚥"を4段階、"非誤嚥"を3段階に分類しているものです。

このDSSは、摂食嚥下機能の重症度を分類するだけでなく、間接訓練や直接訓練の可否、直接訓練を行えるのはどういった施設なら安全に実施できるかなどにも触れているのが特徴です。

1)DSS7、6、5:非誤嚥

DSS「7〜5」では"非誤嚥"なので、適切な介助をすれば家族や介護者でも安全に実施できます。

2)DSS4、3、2、1:誤嚥あり

DSS「4」では、「一般医療機関や在宅」でも実施可能なので、食形態を調節して誤嚥防止法が確立できたら、その方法を遵守することによって、家族や介護者でも食事介助を行うことが可能と判断できます。

DSS「3」では、誤嚥のリスクが高まるので「一般医療機関で施行可能」となります。したがって、医療職が対応しなければならないと判断できます。

DSS「2」であれば、「専門医療機関で施行可能」なので、摂食嚥下機能を熟知した医療スタッフが常在し、専門的な医療機器が設備されている施設なら実施可能と判断できます。

DSS「1」では、唾液まで誤嚥をしてしまうような、全身状態が不良な患者、重度の嚥下障害と判断できる

ため、直接訓練は不可能と判断し、医学的安定性をめざした対応が基本となると判断できます。

2 摂食状態評価 (eating status scale:ESS)、医学的安定性評価

摂食状態評価は、実際の栄養摂取状況を「経口摂取量」と「経管栄養」の割合でとらえるものです(**表2**)[2]。なぜこれを評価するかといえば、患者によって摂食嚥下機能と摂食状態が乖離していることがあるからです。例えば、DSS「6」で比較的軽度の摂食嚥下障害と診断されたとしても、実際には経口から必要栄養摂取量がとれていないということがあります。したがって、摂食嚥下にかかわる口腔・咽頭機能と、摂食状態は区別して扱う必要があります。

また、摂食状態評価と同時に、医学的安定性が得られているか判断する必要もあります[2]。具体的な指標は、「誤嚥性肺炎」「窒息」「低栄養」「脱水」が1〜2か月間にわたって問題ないことです。

3 摂食・嚥下能力のグレード

「摂食・嚥下能力のグレード」は、摂食嚥下の"できる"能力を示した評価基準です(**表3**)[3]。食べられるかどうかを評価するため、嚥下造影や嚥下内視鏡検査が必要です。評価基準は10段階の順序尺度であり、グレード1が最重症、グレード10が正常となります。

グレード1〜3は「経口摂取は不可」、グレード4〜6は「経口摂取ができるが、補助栄養が必要」、グレード7以上で「補助栄養が不要」となります。

介助が必要なときはA(assistの略)をつけて、例えば「6A」と表記します。

表1　摂食・嚥下障害臨床的重症度分類（dysphagia severity scale：DSS）

POINT　最初に「誤嚥なし」「誤嚥あり」で2分し、さらに前者を3項目、後者を4項目で分ける。該当する分類を評価値とする

● 嚥下の達成度を判断する口腔・咽頭機能（主として機能的摂食・嚥下障害を対象とした分類）

分類			定義	解説	対応法	直接訓練[*1]
誤嚥なし	7	正常範囲	臨床的に問題なし	治療の必要なし	必要なし	必要なし
	6	軽度問題	主観的問題を含め、何らかの軽度の問題がある	主訴を含め、臨床的な何らかの原因により摂食・嚥下が困難である	簡単な訓練、食事の工夫、義歯調整などを必要とする	症例によっては施行
	5	口腔問題	誤嚥はないが、主として口腔期障害により摂食に問題がある	先行期・準備期も含め、口腔期中心に問題があり、脱水や低栄養の危険を有する	口腔問題の評価に基づき、訓練、食物形態・食事法の工夫、食事中の監視が必要である	一般医療機関や在宅で施行可能
誤嚥あり	4	機会誤嚥	ときどき誤嚥する。もしくは咽頭残留著明で臨床上誤嚥が疑われる	通常のVFにおいて咽頭残留著明。もしくは、ときに誤嚥を認める。また食事場面で誤嚥が疑われる	上記の対応法に加え、咽頭問題の評価、咀嚼の影響の検討が必要である	一般医療機関や在宅で施行
	3	水分誤嚥	水分は誤嚥するが、工夫した食物は誤嚥しない	水分で誤嚥を認め、誤嚥・咽頭残留防止手段の効果は不十分だが、調整食など食形態効果を十分認める	上記の対応法に加え、水分摂取の際に間欠的経管栄養法を適応する場合がある	一般医療機関で施行可能
	2	食物誤嚥	あらゆるものを誤嚥し嚥下できないが、呼吸状態は安定	水分、半固形、固形食で誤嚥を認め、食形態効果が不十分である	経口摂取は不可能で経管栄養が基本となる	専門医療機関で施行可能[*2]
	1	唾液誤嚥	唾液を含めてすべてを誤嚥し、呼吸状態が不良。あるいは、嚥下反射がまったく惹起されず、呼吸状態が不良	常に唾液も誤嚥していると考えられる状態で、医学的な安定が保てない	医学的安定をめざした対応法が基本となり、持続的な経管栄養法を要する	困難

*1＝訓練には、食物を使った直接訓練と食物を使わない間接訓練がある。間接訓練は「6」以下のどのレベルにも適応があるが、在宅で施行する場合、訓練施行者に適切な指導をすることが必要である
*2＝慎重に行う必要がある

（文献1より引用）

表2　摂食状態：実際の栄養摂取状況の評価

5.	経口－調整　無	摂食・嚥下に問題なく常食を食べている場合
4.	経口－調整　要	食物形態や摂食姿勢の調整を行っている場合
3.	経口＞経管	経口摂取と経管栄養を併用しているが、メインは経口摂取で不足分を経管栄養で補っている場合
2.	経口＜経管	メインは経管栄養だが、口からも少し食べている場合
1.	経管	経口摂取をまったく行っていない場合

〈医学的安定性：安全性の指標〉
A．安定
B．不安定

● 医学的安定性の指標＝誤嚥性肺炎、窒息、低栄養、脱水について、1～2か月にわたって問題ないこと

（文献2より引用）

表3　摂食・嚥下能力のグレード

Ⅰ 重症：経口不可
　Gr.1 嚥下困難または不能。嚥下訓練適応なし
　Gr.2 基礎的嚥下訓練のみの適応あり
　Gr.3 条件が整えば誤嚥は減り、摂食訓練が可能

Ⅱ 中等症：経口と補助栄養
　Gr.4 楽しみとしての摂食は可能
　Gr.5 一部（1-2食）経口摂取
　Gr.6 3食経口摂取＋補助栄養

Ⅲ 軽症：経口のみ
　Gr.7 嚥下食で、3食とも経口摂取
　Gr.8 特別に嚥下しにくい食品を除き、3食経口摂取
　Gr.9 常食の経口摂取可能、臨床的観察と指導要する

Ⅳ 正常
　Gr.10 正常の摂食・嚥下能力

（文献3より引用）

　これらのスケールを用いて評価判定をすることで、訓練の方向性を明確化でき、機能帰結やゴール設定にも使用できます。また共通の評価スケールを用いることで、スタッフ間で摂食嚥下リハビリテーションの方向性などを共有でき、統一した対応がとれます。

〈引用文献〉
1．才藤栄一 他：摂食・嚥下障害の治療対応に関する総合的研究．平成11年度厚生科学研究費補助金研究報告書，厚生科学研究費補助金（長寿科学総合研究事業），平成11年，1-17．
2．小野木啓子，才藤栄一，他：嚥下造影検査—最近の知見を含めて．臨床リハ 2002；11（9）：797-803．
3．藤島一郎：4 摂食・嚥下障害の診察と検査．藤島一郎 著，脳卒中の摂食・嚥下障害 第2版，医歯薬出版，1998：85．

Part 2

8

三鬼達人

食事開始のための
レベル判定をどう行う？
（「食事開始手順プロトコール」を用いた介入の例）

Answer
脳梗塞急性期で外科的治療を必要としない患者を対象に、
スクリーニングをもとに総合的な判定を行う「食事開始手順プロトコール」がある

藤田医科大学病院のSCU（stroke care unit：脳卒中ケアユニット）では、スクリーニングテストを組み込んで、総合的に判定し、食事摂取につなげられるような『食事開始手順（口腔・嚥下）プロトコール』（**図1**）を使用しています。この項では同プロトコールを紹介し、運用の方法を解説します。

なお、当院の脳卒中ケアユニットは、脳梗塞急性期で外科的治療を必要としない患者が入院されます。重症で手術的治療の必要な脳卒中患者に関しては、NCU病棟（neuro care unit）が診療を行っています。したがって、今回紹介するプロトコールはある程度疾患が絞りこまれており、"脳卒中の患者全員に使用しているわけではない"ということを念頭にご覧ください。

1 病態のアセスメント

担当看護師は入院時にアナムネーゼ聴取やバイタルサインのチェックを行いますが、その際には必ず『食事開始手順プロトコール』を行います。

2 『食事開始手順プロトコール』：食事開始の条件（図1・左上）

プロトコールではまず、【食事開始の条件】が満たされているかどうかを確認します。1項目でも外れれば、全身状態が不安定で呼吸状態も悪いことが予測されるため、その先には進まずに、全身管理と呼吸ケアを徹底します。

JCSでの評価を行うのは、覚醒状態を確認するためです。嚥下機能は、覚醒していない状態では嚥下反射が低下している可能性があります（**Part2-1**参照）。したがってJCSが1桁あれば、覚醒している状態

といえるので、次へ進みます。

3 『食事開始手順プロトコール』：口腔内状況（図1・点枠）

次に、口腔内の状況を確認します。評価はOHATを使用します。汚染がひどいときには口腔ケアを徹底し、口腔内環境が整った時点で以下の項目に進みます。

以下に続く、反復唾液のみテスト（RSST）や改訂水のみテスト（MWST）、フードテスト（FT）などは、唾液や食物を飲み込んでもらい、そのときの様子により嚥下機能を評価するテストです。したがって、誤嚥のリスクが高まるため、必ず口腔内の衛生状況を整えておく必要があります。

4 『食事開始手順プロトコール』：スクリーニングテスト（図1・二重枠）

スクリーニングテストを開始します。

なお、本プロトコールを用いた嚥下スクリーニングの実施、および決定された食事の開始については、主治医の許可が得られた時点で開始しています。

1）反復唾液のみテスト（RSST）[1,2]

スクリーニングテストのなかでは、最も簡便なテストです。食物を使用しないので安全ですが、指示を理解できない患者に対しては施行できません。

評価が「30秒以内に3回以上」なら、次の"1〜2%とろみ水4ccテスト"へ進みます。

指示が伝わらないなどで「30秒以内に2回以下」なら、「自然な唾液嚥下」があるかどうかを確認します。

このとき、自然な唾液嚥下を認めなければ意識レベルを確認します。JCSで1〜10と覚醒できている状態

であれば、"覚醒状態がよいのに自分の唾液も処理できない状態"と判断し、嚥下チームに依頼します。

一方、「自然な唾液嚥下」を確認できたなら、認知症や失語症などで指示理解ができないだけで自分の唾液の飲み込みは可能と判断し、次の"1～2%とろみ水4ccテスト"へ進みます。

2）1～2%とろみ水4ccテスト

このテストは標準化されたテストではなく、当院SCUが独自に行っているものです。

改訂水のみテスト（MWST）の前に、とろみ水を用いて飲み込みの状態を確認することで、次に進めるかどうかを判断します。

目的は、改訂水のみテストをより安全に実施できるようにするためと、とろみ水を飲み込めるかどうかの判断をするためです。なお、評価基準は改訂水のみテストに準じています。

とろみ水の濃度は、患者の状態に合わせて1～2%の添加濃度で実施します。この際、評価が4点以上なら次の"改訂水のみテスト（MWST）"に進むとともに、とろみ水の摂取が可能と判断します。

一方、評価が3点以下ならば、嚥下には比較的安全といわれるとろみ水も飲み込めない重度の嚥下障害があると疑い、嚥下チームに依頼します。

3）改訂水のみテスト（MWST）[3]

嚥下時の運動と、そのときの様子により、咽頭期障害を評価する方法です。

口腔底に冷水を注ぐ手技で行いますが、このとき誤って舌上に注いでしまうと、口腔内保持能力の低下している患者では早期咽頭流入が起きやすいため、正しく口腔底に注ぎましょう。なお、誤嚥の危険性があるので、施行前は口腔ケアを忘れずに行います。

このテストで評価が4点以上ならば、次の"フードテスト（FT）"へ進みます。一方、評価が3点以下ならば、迅速に対応するために嚥下チームへの依頼とします。

4）フードテスト（FT）[4]

口腔内残留を確認し、食塊形成能や咽頭への送り込みを評価するものです。"改訂水のみテスト（MWST）"とペアで行うとされるテストで、MWSTを行ったあとに行います。

検査・評価方法はMWSTとほぼ同様ですが、フードテスト（FT）の場合は、口腔内の"プリンの残留"を確

認するのが特徴です。

このテストで評価が4点以上ならば、次の"30mL水のみテスト"へと進みます。

一方、評価が3点以下ならば、嚥下チームへの依頼とします。

5）30mL水のみテスト[5]

常温の水30mLを患者に渡し、検者は「この水をいつものように飲んでください」と伝えます。水を飲み終えるまでの時間やプロフィール、エピソードを測定・観察し、摂食嚥下機能を評価します。

本テストは、30mLと、比較的多量の水を使います。嚥下障害が重度な場合は、誤嚥の危険性を伴うため行ってはいけません。したがって、通常の評価として用いるときには慎重な判断が必要となります。

なお、評価の数値として、今まで解説したスクリーニングテストでは数字が大きいほうが正常ですが、本テストの評価点は、プロフィールの数値が低いほう（1）が正常となるため、注意してください。

5 『食事開始手順プロトコール』：食事基準（図1・青、黄、赤）

前項の"30mL水のみテスト"を最終的な判断として、プロフィールが「1」「2」（2以下）ならば、"水分摂取が可能"と判断します。

そして、患者の状態に合わせて食事内容を決定します。問題がなければ"全粥以上"の食事を提供しますが、咀嚼が困難と予測される場合や義歯がない場合は、"咀嚼嚥下食"（舌と口蓋で簡単に押しつぶせる程度の食事）か、"咀嚼嚥下とろみ食"（咀嚼調整食をつぶしてとろみをつけた食事）を提供します。

一方、"30mL水のみテスト"においてプロフィールが「3」「4」「5」（3以上）ならば、"汁物や水分にとろみ"をつけるか、"咀嚼嚥下とろみ食"、もしくは"ペースト食"を提供します。そして、リハビリテーション科に詳細な嚥下評価を依頼します。

6 『食事開始手順プロトコール』：食事開始後の評価～食事2日後の評価（図2）

上記のプロトコールをたどって"食べられる"と判断された場合でも、決定された食事内容が本当に問題ないかを確認する必要があります。

図1 「食事開始手順(口腔・嚥下)プロトコール」(藤田医科大学病院・SCU病棟)　＊図2と合わせて使用する

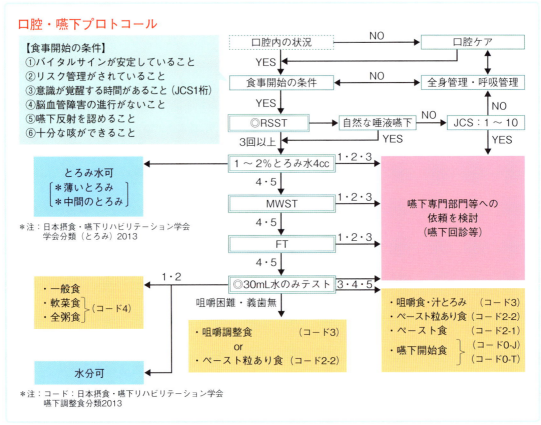

(解説上、一部改変)

　そこで、食事を開始する初回に摂取状況を確認し(図2の上)、食事が開始された2日後に全身状態の観察を行っています(図2の下)。この一連の評価で問題が生じた場合は、ただちに対応をとります。2日目以降の評価は、以後、毎週日曜日に行います。対象の患者が退院するか、常食を摂取できるまで繰り返し行います。

　食事形態のアップに関しては、食形態アップ基準に従います(図2の右下)。

　食事スタート時の注意点として、直接訓練のときに使用する食形態と、実際に食事として食べていただく食形態は別ものとして考える必要があります(例えば、嚥下回診で評価を行った際に、訓練レベルなら食べられる食形態をそのまま栄養摂取の食事として提供しないなど)。

　また、食形態のアップ時は、条件を"2つ以上同時に変更しない"ようにしましょう(例えば、「食事介助→自力摂取」「食事形態の難易度→上げる」を一緒に行わない)。なぜなら、複数の条件を同時に変更してしまうと、トラブルが生じたときに何が原因かわからなくなるからです。

7 『食事開始手順プロトコール』：評価

　本プロトコールの結果を、過去8か月間の実施患者の帰結評価について後方視的にカルテから調査を行いました。

　実施患者数204名中、誤嚥性肺炎を発症した患者は4名でした。スクリーニングによって決定された食事内容が、初回評価において「問題あり」と判定された患者は13名でした。このうち、摂食ペースなどの食べ方に問題があったのが4名、むせ込みなど嚥下機能に問題を生じたのが6名、義歯の不適合が3名となりました。

　これらの患者の対応は、食べ方に問題を生じた4名

スクリーニングテスト一覧

1）反復唾液のみテスト（RSST）[1,2]

方法
- 口腔内を湿らせたあとに、空嚥下を30秒間繰り返す
- 人差し指で舌骨を、中指で甲状軟骨を触知して行う

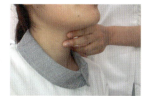

判定
- 30秒以内に3回できなければ「問題あり」と判定

意義
- 随意的な嚥下の繰り返し能力を見る
- 嚥下障害患者では、嚥下の間隔が延長すると報告されている
- 誤嚥との相関あり、安全なスクリーニングテスト

＊感度：0.98　特異度：0.66

2）1～2％とろみ水4ccテスト
3）改訂水のみテスト（MWST）[3]

方法
- 嚥下運動およびそのプロフィールより咽頭期障害を評価する

手技
① MWST実施前に発声させて、声質を確認しておく
② 冷水3mLを口腔底に注ぎ、嚥下を命じる
③ 嚥下したあとに再度発声させて、湿声嗄声を確認する
④ 嚥下後反復嚥下を2回行わせる

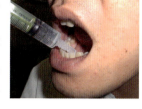

〈判定基準〉
1点→ 嚥下なし、むせる and/or 呼吸切迫
2点→ 嚥下あり、呼吸切迫（silent aspiration：不顕性誤嚥の疑い）
3点→ 嚥下あり、呼吸良好、むせる and/or 湿声嗄声
4点→ 嚥下あり、呼吸良好、むせない
5点→「4」に加え、反復嚥下が30秒以内に2回可能
- 評価基準が「4点」以上なら最大2施行繰り返し、最も悪い場合を評点とする

＊感度：0.70　特異度：0.88

4）フードテスト（FT）[4]

方法
- 主として口腔における食塊形成能、咽頭への送り込みを評価する

手技
① プリン茶さじ1杯（約4g）を舌背前部に置き、嚥下を命じる
② 嚥下後反復嚥下を2回行わせる

〈判定基準〉
1点→ 嚥下なし、むせる and/or 呼吸切迫
2点→ 嚥下あり、呼吸切迫（silent aspiration：不顕性誤嚥の疑い）
3点→ 嚥下あり、呼吸良好、むせる and/or 湿声嗄声、口腔内残留中等度
4点→ 嚥下あり、呼吸良好、むせない、口腔内残留ほぼなし
5点→「4」に加え、反復嚥下が30秒以内に2回可能
- 評価基準が「4点」以上なら最大2施行繰り返し、最も悪い場合を評点とする

＊感度：0.72　特異度：0.62

5）30mL水のみテスト[5]

方法
- 常温の水30mLを患者に渡し、検者は「この水をいつものように飲んでください」と伝える
- 水を飲み終えるまでの時間やプロフィール、エピソードを測定・観察し、機能評価を行う

評価	内容
プロフィール	1）1回でむせなく飲むことができる 2）2回以上に分けるが、むせなく飲むことができる 3）1回で飲むことができるが、むせることがある 4）2回以上に分けて飲むにもかかわらず、むせることがある 5）むせることがしばしばで、全量飲むことが困難である
エピソード	すするような飲み方、含むような飲み方、口唇からの水の流出など、飲み方についてそれぞれの患者特有の観察事項を記載する
評価	プロフィール1の5秒以内を「正常」 プロフィール1の5秒以上とプロフィール2を「疑い」 プロフィール3、4、5は「異常」

図2 食事開始時の確認(藤田医科大学病院・SCU病棟)

食事開始後の評価
1. 食事開始時チェック事項　　(　／　)
- 摂食ペース　　：問題あり　・問題なし
- 摂食傾向　　　：問題あり　・問題なし
- 所要時間　　　：30分以上　・30分以内
- むせ・咳　　　：はい　　　・いいえ
- 痰の増量　　　：はい　　　・いいえ
- 声質の変化　　：はい　　　・いいえ
- 食事中の疲労性：はい　　　・いいえ
- 口腔残渣　　　：はい　　　・いいえ
- 食物の残留感　：はい　　　・いいえ

食事開始2日後の評価
2. 全身状態のチェック事項　　(　／　)
- 発熱はないか？　　　　　　　　(　)
- 倦怠感はないか？　　　　　　　(　)
- 痰の量,性状に変化はないか？　(　)
- 咳が増えていないか？　　　　　(　)
- CRPの上昇はあるか？　　　　　(　)
- 夜間の咳は増えていないか？　　(　)
- その他　　　　　　　　　　　(　　　)

1. 食事開始時チェック事項
左側に判定がついた場合は、食形態の再考をする
《対応策》

2. 食事開始状態のチェック
1項目でもチェックがつくときは、リハビリテーション科への依頼と嚥下スクリーニングの再チェック
《対応策》

食形態アップ基準
- 3食平均して下記事項が満たされたらアップ可
- 食事時間が30分以内
- 食事摂取量が7割以上

注意点
- 2つ同時に条件を上げないこと

*図1と合わせて使用する

以後、毎週日曜日に上記2つをチェック。
対象の患者が退院するか、常食を摂取できるまで繰り返し評価を行う

(解説上、一部改変)

には、食事介助や食事摂取指導、食事摂取中の監視を行いました。嚥下機能に問題を生じた6名は、水分にとろみをつけたり食事の難易度を1段階下げたりして対応をとりました。義歯の不適合患者3名は、歯科に依頼し義歯の調整を行いました。

嚥下回診へ依頼をした患者は15名となりました。嚥下内視鏡検査の結果で、1名が経口摂取不可と診断されました。初回評価の食事を継続したのは7名で、経管栄養を開始した患者が7名となりました。嚥下回診へ依頼した15名の患者のうち、11名がSTでの嚥下訓練が開始されました。

以上より、本プロトコールを大きな問題もなく実施できているといえます。ただし、前述の通り、本プロトコールを用いた嚥下評価はセレクションがかかった状態で実施しています。したがって、重症度の高い症例にただちに本プロトコールが適応するかは不明なところがあるため、注意が必要です。

以上が当院のSCUプロトコールの手順です。当院では摂食嚥下機能評価やその訓練を環境の整ったなかで実施できているため、このようなプロトコールを用いて嚥下機能評価ができると考えます。摂食嚥下リハビリテーションの専門医などがいない施設では、より慎重な対応が必要になるでしょう。

〈引用文献〉
1. 小口和代, 才藤栄一, 水野雅康, 他：機能的嚥下障害スクリーニングテスト「反復唾液嚥下テスト」(the Repetitive Saliva Swallowing Test：RSST)の検討. リハ医学 2000；37(6)：375-382.
2. 小口和代, 才藤栄一, 馬場尊, 他：機能的嚥下障害スクリーニングテスト「反復唾液嚥下テスト」(the Repetitive Saliva Swallowing Test：RSST)の検討(1)妥当性の検討. リハ医学 2000；37(6)：383-388.
3. 才藤栄一 他：摂食・嚥下障害の治療対応に関する総合的研究. 厚生科学研究費補助金研究報告書 厚生科学研究費補助金(長寿科学総合研究事業), 平成11年度：1-17.
4. Wakasugi Y, Tohara H, Hattori F, et al.：Screening test for silent aspiration at the bedsaid. Dysphagia 2008；23(4)：364-370.
5. 窪田俊夫：脳血管障害における麻痺性嚥下障害—スクリーニングテストとその臨床応用について—. 総合リハ 1982；10(2)：271-276.

Part

3

口腔ケア

1	絶食時から口腔ケアを進めたいのはなぜ?
2	口腔ケアのアセスメントスケール、何をどう使うと効果的?
3	口腔ケアの物品、何を使うと効果的?
4	義歯の装着や管理、どのように行うと効果的?
5	口腔内のトラブル(出血・乾燥など)、何を早期に見抜く必要がある?
6	トラブル別対応❶:開口が難しい場合、どうケアを進める?
7	トラブル別対応❷:口腔内が乾燥している場合、どうケアを進める?
8	トラブル別対応❸:出血で汚染している場合、どうケアを進める?
9	トラブル別対応❹:意識障害で洗浄が行いにくい場合、どうケアを進める? (拭き取り法)
10	口腔ケアのスケジュールは何が適切?
11	口腔ケアを効果的に継続するためには?

Part 3

1 絶食時から口腔ケアを進めたいのはなぜ?

三鬼達人

Answer 絶食により自浄作用の低下を招き、細菌増殖により全身疾患も引き起こしかねない。歯のブラッシングによる清掃や、舌や粘膜の清掃を行うことが重要

1 口腔内の状況

1)口腔内の環境とバイオフィルム

　ヒトの口の中には、300〜700種類の細菌が生息しているといわれています。特に口腔内のプラーク(歯垢)では非常に細菌数が多く、数にしておおよそ1g当たり1,000億個存在しているといわれています。これは、大腸内細菌数とほとんど変わらないことになります。また、唾液中にも細菌は多く、1mL当たり1〜10億個存在します。歯磨きをほとんど行わない人では、1兆個もの細菌が住み着いているといわれています。

　口腔内細菌は、歯、義歯、舌、口蓋などさまざまな部位に付着してマイクロコロニーをつくります。そして、増殖する過程で菌体外多糖を産生し、多くの細菌が凝集します。その凝集体が細菌の温床であるバイオフィルム(**表1**)[1-3]といわれるもので、次から次へと増殖していくのが特徴です。

2)臨床での問題点

　通常、これらの細菌は唾液の自浄作用(**表2**)[4]などによって洗い流されます。また、会話や食事などを通じて口を動かし、舌や口蓋などの軟組織を擦り合わせることによりバイオフィルムが剥がされ、唾液や食物に混ざり嚥下によって胃へと送られるため、通常の日常生活を送り口腔ケアをしっかりと行っていれば、これらの細菌が問題になることはありません。

　しかし、絶食中の患者や要介護状態で口腔内管理が不十分な場合、口腔内自浄作用が低下するため、プラークの増殖、バイオフィルムの形成へとつながっていく原因となります[1]。

3)口腔内の細菌が全身に及ぼす影響

　口腔内の細菌には、カンジダ菌、黄色ブドウ球菌、緑膿菌、肺炎桿菌、インフルエンザ菌など、全身疾患につながる原因菌も含まれており、免疫力の低下とともにこれらの菌が増殖し病気を引き起こすこともあります(**表3**)[5]。

　したがって、口腔内環境を整えることは全身状態を良好に保つことにつながるといっても過言ではありません。

2 口腔ケアの方法と効果

1)口腔ケアの方法(ブラッシング、スケーリング)

　バイオフィルムは粘性のあるフィルムで、抗菌薬などの薬物で効果的に除去することはできないため、ブラッシングによる清掃や歯科医師、歯科衛生士が行うスケーリング(歯の表面に付着した歯石を、器具を用いて除去すること)が必要です。

　バイオフィルムが形成されやすい場所は、磨き残しの多い"歯と歯の間"や虫歯治療などでかぶせたものの周りや歯周ポケット内であり、ブラッシングでは届きにくい場所に形成されます。したがって、介助によりブラッシングを行う際にはこれらを念頭に置き、口腔ケアを行う必要があります。

　また口腔内細菌は口蓋や舌の表面にも潜んでいるので、歯だけでなく舌や粘膜の清掃もしっかりと行うことが重要です。

2)口腔ケアの効果

　口腔ケアの効果として**表4**[6]が挙げられます。

　いずれにしても、嚥下障害患者や、これから食事を開始しようとする患者に口腔内の衛生環境が悪いまま

表1　バイオフィルムとは?

- バイオフィルム（生物膜）は、微生物が排泄するEPS（exopoly saccharide、菌体外多糖類）で組織化された集団であり、組織や異物に付着、定着して増殖し形成された集塊である。
- バイオフィルムは、自然界に広く存在し、身近なところでは川底の石の表面や台所の三角コーナー等のヌメヌメした箇所に存在する。口腔内では、プラーク（歯垢）にバイオフィルムが存在する。
- ヒトの口腔内には、歯がある場合300種を超える細菌種が数十億個も棲みついており、口腔清掃が悪い場合、その数は1兆個近くになってしまう。これらの菌がいったんバイオフィルムを形成すると、抗菌薬や消毒薬は菌体に到達しにくく、バイオフィルム内の細菌には効きにくくなる。
- EPSは好中球やマクロファージなどの貪食細胞に対してバリアとして働くので、EPS内の細菌は貪食細胞の食作用から免れる。それゆえEPS産生菌を病巣から排除するのは困難となり、バイオフィルム感染症は難治性、慢性持続性感染となる。

（文献1-3より引用）

表2　唾液のはたらき

消化関連	●消化作用 ●咀嚼の補助・嚥下運動 ●溶媒（味覚の発現）
感染防御	●洗浄 ●抗菌：ラクトフェリンのはたらき ●pH緩衡：（口腔内pH5.5〜8.0に保つ）胃酸の中和 ●細菌の凝集
発声・発音	●潤滑：口唇・舌の動きを滑らかにする
全身	●排泄 ●内分泌 ●水分平衡調節

（文献4より引用、一部改変）

POINT さまざまなはたらきをもつ"唾液"。絶食時から分泌を促しておきたい！

表3　口腔内バイオフィルムの全身への影響

- 発熱
- 誤嚥性肺炎
- 動脈硬化症
- 血栓形成
- 細菌性心内膜炎
- 皮膚炎
- 胃潰瘍
- 腎炎
- 糖尿病
- 妊娠トラブル

（文献5より引用、一部改変）

表4　口腔ケアの効果

1. 口腔感染症の予防	●虫歯や歯周病などの歯科疾患や、カンジダ性口内炎などの口腔感染症を予防
2. 口腔機能の維持・回復	●咀嚼機能の改善および摂食嚥下障害の改善 ●口腔機能の低下や廃用症候群の予防 ●唾液分泌促進や触感、温度感覚などの感覚機能の向上を図る
3. 全身感染症の予防	●誤嚥性肺炎、感染性心内膜炎、日和見感染の原因菌といった口腔内の細菌数を減少させ、細菌の質的・量的バランスを正常化させることで、全身感染症の予防を図る
4. 全身状態やQOLの向上	●口腔ケアの効果で経口摂取を促し、低栄養や脱水を防ぐことで、体力回復や意欲向上、全身状態の改善が期待できる
5. コミュニケーション機能の回復	●構音機能の維持・回復によりコミュニケーション機能を回復する
6. 社会経済効果	●口腔ケアの普及により、要介護高齢者の全身状態が改善され、トータルな介護量・看護量の削減が期待される ●誤嚥性肺炎などの全身疾患の予防効果により、医療費削減効果が期待される

（文献6より引用、一部改変）

嚥下訓練を開始すると、口腔内に溜まった不潔な唾液や細菌、食物残渣物を誤嚥することにより、誤嚥性肺炎のリスクが高くなります。そのため、嚥下評価前や訓練直前には口腔ケアを行うことが必須です。

3 オーラルフレイルにも注意

栄養評価の項（**Part1-7**）でも述べたように、高齢者の健康寿命に関して影響を及ぼす要因として、フレイルの概念があります。

近年では、フレイルによる口腔の虚弱化や、口腔の虚弱からくる全身状態への影響が注目されています。口腔内の虚弱化は食事摂取に大きく影響を及ぼし、低栄養状態や窒息、誤嚥性肺炎のリスクが高まることが予測されます（窒息に関しては、リスク因子に「臼歯部の欠損」が挙げられている[7]）。

そのため、歯周病や虫歯などで歯を失った際には適切な処置を受けることはもちろんのこと、定期的に歯や口の健康状態を歯科医師に診てもらうことが重要となります。

また、日本歯科医学会では、加齢だけでなく、疾患や障害などさまざまな要因によって、口腔の機能が複合的に低下している「口腔機能低下症」について基本的な考え方を公表しているので、そちらも参考にしてください[8]。

要介護者に口腔ケアを実施する際には、口腔内清掃だけに着目した口腔ケアだけでなく、口腔機能を向上させる、舌、口唇、頬のマッサージや唾液腺マッサージなどを積極的に導入する必要があります。

〈引用文献〉
1. 福島久則：口腔感染症におけるバイオフィルム形成菌の役割. 日歯医師会誌 2005；58(2)：18.
2. 奥田克爾：蓄積している歯周病と全身疾患との関連性のエビデンス. 歯科展望 2009；113(2)：240-246.
3. 奥田克爾：口腔内バイオフィルム―デンタルプラーク細菌との戦い. 医歯薬出版, 東京, 2004：21-54.
4. 岸本裕充：摂食・嚥下リハビリテーションでオーラルマネージメントが重要な理由. 特集 知る変わる！ ナースの行う摂食・嚥下・口腔ケア, エキスパートナース 2008；24(3)：60.
5. 福島久則：口腔感染症におけるバイオフィルム形成菌の役割. 日歯医師会誌 2005；58(2)：17-28.
6. 角保徳, 植松宏 編：5分でできる口腔ケア―介護のための普及型口腔ケアシステム. 医歯薬出版, 東京, 2004：30.
7. 菊谷武, 田村文誉, 片桐陽香：厚生労働科学研究費補助金 分担研究報告書「食品による窒息の要因分析―ヒト側の要因と食品のリスク度―介護老人福祉施設における窒息事故とその要因.
8. 日本歯科医学会：口腔機能低下症に関する基本的な考え方. http://www.jads.jp/basic/pdf/document_02.pdf (2019.7.20アクセス)

〈参考文献〉
1. 日本口腔ケア学会学術委員会 編：口腔ケアガイド. 文光堂, 東京, 2012.

Part 3

2

三鬼達人

口腔ケアのアセスメントスケール、何をどう使うと効果的?

Answer

統一化された口腔内評価スケールを使用して対応する。
要介護者用の「OHAT」と、OHATに基づく介入「口腔ケアプロトコール」の例を示す

口腔内評価スケールの代表的なものには、以下のものがあります。

- Beck Oral Assessment Scale（BOAS）
- Oral Assessment Guide（OAG）
- Revised Oral Assessment Guide（ROAG）：OAGの唾液に関する項目などに関して改編
- Oral Health Assessment Tool（OHAT）

このうち本項では、OHATについて説明します。

1 口腔内評価スケール「OHAT」について

1）OHATとは

「OHAT」は、口腔内を正確に評価するための標準化ツールとしてChalmers医師ら[1]によって作成されたものです。日本語版は、松尾ら[2]によって翻訳され、検証がされています。

「口腔評価OHAT（日本語版）」（**表1**）[3]は、看護師や介護スタッフが行えるような8項目からなる簡便な口腔スクリーニング表です。OHATは、要介護高齢者の口腔衛生プロトコール用に開発された評価用紙となっており、本評価用紙を用いることで、標準化された口腔ケアのプロトコールの運用と適切なタイミングでの歯科への依頼などが期待できます[4]。

OHATの特徴としては、在宅や施設入所の高齢者を対象とした口腔問題の評価用紙として開発された経緯があるため、う蝕歯（虫歯）や義歯の不適合など、咀嚼機能に関連した評価項目が入っています。

2）使用上のメリット

OHATのメリットには以下が挙げられます。

①口腔アセスメントの均てん化

OHATを使用することで、評価者の職種などにかかわらず、誰が評価しても比較的均一な評価結果が得られやすくなります。

②口腔ケアの個別化

OHATで口腔内の問題を把握することで、適切なタイミングでの歯科への依頼や、その患者の口腔の状態に合った標準化された口腔ケアプロトコールの運用がしやすくなります。

3）評価のタイミング

OHATによる評価のタイミングは、「口腔ケア開始直前」「ケア開始後定期的（例えば週1回など）」に実施します。

スコアに応じて口腔ケアの計画立案を行います。

口腔ケアプロトコールは全身や口腔の状況に合わせて作成します（**表2**）[5]。

4）評価方法

表1の項目の上から順に、口腔内をよく観察し、必要があれば触れてみて3段階で評価します。評価点としては、「0＝健全」「1＝やや不良」「2＝病的」に分類されます。

「唾液（口腔乾燥）」では、本人の訴えも聞きます。

「歯痛」では歯の痛みだけでなく、口腔内の痛みについても、本人の訴えを聞いたうえで言動や表情をよく観察します。

評価方法に関しては、藤田医科大学医学部歯科口腔外科教室のホームページ[3]や動画サイト[6]で確認ができるので参考にしてください。

Part 3 口腔ケア

表1 ORAL HEALTH ASSESSMENT TOOL 日本語版（OHAT-J）

（Chalmers JM et al., 2005を日本語訳）

ID：　　　　氏名：		評価日：　　　／　　　／		
項目	**0＝健全**	**1＝やや不良**	**2＝病的**	**スコア**
口唇	正常、湿潤、ピンク	乾燥、ひび割れ、口角の発赤	腫脹や腫瘤、赤色斑、白色斑、潰瘍性出血、口角からの出血、潰瘍	
舌	正常、湿潤、ピンク	不整、亀裂、発赤、舌苔付着	赤色斑、白色斑、潰瘍、腫脹	
歯肉・粘膜	正常、湿潤、ピンク	乾燥、光沢、粗造、発赤部分的な（1-6歯分）腫脹義歯下の一部潰瘍	腫脹、出血（7歯分以上）歯の動揺、潰瘍白色斑、発赤、圧痛	
唾液	湿潤漿液性	乾燥、べたつく粘膜、少量の唾液口渇感若干あり	赤く干からびた状態唾液はほぼなし、粘性の高い唾液口渇感あり	
残存歯 □有 □無	歯・歯根のう蝕または破折なし	3本以下のう蝕、歯の破折、残根、咬耗	4本以上のう蝕、歯の破折、残根、非常に強い咬耗義歯使用無しで3本以下の残存歯	
義歯 □有 □無	正常義歯、人工歯の破折なし普通に装着できる状態	1部位の義歯、人工歯の破折毎日1-2時間の装着のみ可能	2部位以上の義歯、人工歯の破折義歯紛失、義歯不適のため未装着義歯接着剤が必要	
口腔清掃	口腔清掃状態良好食渣、歯石、プラークなし	1-2部位に食渣、歯石、プラークあり若干口臭あり	多くの部位に食渣、歯石、プラークあり強い口臭あり	
歯痛	疼痛を示す言動的、身体的な兆候なし	疼痛を示す言動的な兆候あり：顔を引きつらせる、口唇を噛む食事しない、攻撃的になる	疼痛を示す身体的な兆候あり：頬、歯肉の腫脹、歯の破折、潰瘍、歯肉下膿瘍。言動的な徴候もあり	
歯科受診（　　要　・　不要　）　再評価予定日　　　／　　　／				合計

日本語訳：藤田医科大学医学部歯科 松尾浩一郎, with permission by The Iowa Geriatric Education Center
avairable for download: http://dentistryfujita-hu.jp/(revised Jan 15, 2016)
＊実際は参考症例写真が掲載されている。くわしくはリンク先参照

（文献3より許可を得て転載）

② 口腔ケアのアセスメントに基づく進め方

　口腔ケアプロトコールに関しては、OHATのような口腔内評価スケールを用いて評価し、標準化したケアプランを導入することで口腔衛生状態の改善が図れることが示されたとの報告があります[4]。口腔ケアに取り組む際には、スタッフ全員が統一した方法で実践できるような環境をつくっていくことが重要です。

〈引用文献〉
1. Chalmers JM, King PL, Spencer AJ, et al.：The oral health assessment tool-validity and reliability. *Aust Dent J* 2005；50(3)：191-199.
2. 松尾浩一郎, 中川量晴：口腔アセスメントシートOral Health Assessment Tool 日本語版（OHAT-J）の作成と信頼性, 妥当性の検討. 日本障害者歯科学会雑誌 2016；37(1)：1-7.
3. 松尾浩一郎：口腔アセスメントツールとしてのOHATの活用. http://dentistryfujita-hu.jp/research/project.html(2019.7.20アクセス)
4. 稲垣鮎美, 松尾浩一郎, 池田真弓, 他：口腔アセスメントOral Health Assessment Tool（OHAT）と口腔ケアプロトコルによる口腔衛生状態の改善. 日本摂食嚥下リハビリテーション学会誌 2017；21(3)：145-155.
5. 松尾浩一郎, 三鬼達人 監修：2, 口腔ケアプロトコール.（アサヒグループ食品株式会社資料）https://www.asahi-gf.co.jp/special/senior/pdf/OHAT.pdf（2019.7.20アクセス）
6. 松尾浩一郎, 三鬼達人 監修：安全で効果的な口腔ケアを目指して【口腔アセスメント(OHAT)・口腔ケアプロトコール】(動画) https://youtu.be/fdh_NlbUVyA(2019.7.20アクセス)

表2　口腔ケアプロトコール作成の手順

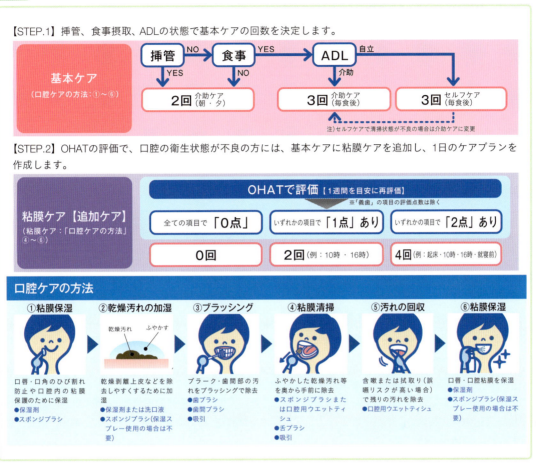

（文献5より許可を得て転載）

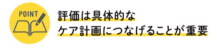

POINT　評価は具体的なケア計画につなげることが重要

Part 3

3

三鬼達人

口腔ケアの物品、
何を使うと効果的?

A Answer

患者の口腔内に合わせた物品を選択する。
これらの部品はすべてそろえる必要はなく、必要な物品のみ選択して使用する

1 「口腔ケア用品」選択と 使い方のポイント

1)歯ブラシ・歯間ブラシ・フロス

①選択のポイント

歯ブラシは対象者の年齢や口腔内の状況によって選択しますが、ヘッドの小さいものが細かいところまで磨くことができるため使用しやすく効果的です。近年では、介助用の歯ブラシとして、ヘッド部分を小さくし、ネック部分を長くするなど介助しやすいように工夫されたものも商品化されています。

毛のやわらかさは、特に出血傾向や口腔乾燥などのある患者では軟毛を選択します。

毛の材質は、動物の毛よりもナイロン毛の方が衛生的に管理できます。動物の毛はナイロン毛に比べて乾きにくく細菌が繁殖しやすいためです。

PBT毛材(ポリブチレンテレフタレート)を使用したものも商品化されており(タフト24、**図1**)、水捌けがよく毛にコシがあるため、長持ちするという特徴があります。

②使用時の注意点

絶食中の患者では、唾液による自浄作用の低下などから口腔内環境は劣悪になることが多くあり、それがプラーク(歯垢)などの増殖につながっていく原因となります[1]。

プラークは細菌の塊であるため、バイオフィルムを形成していきます。バイオフィルムを形成してしまうと、粘性のあるフィルムとなり抗菌薬などの薬物で効果的に除去することはできないため、ブラッシングによる清掃や、歯科医・歯科衛生士が行うスケーリング(歯の表面に付着した歯石を、器具を用いて除去すること)が必要となります。

ブラッシングを行う際には、プラークが残留しやすい歯間(歯間鼓形空隙)、噛み合わせの溝、虫歯治療などで被せたもの(クラウン)の周り、歯周ポケット内に注意し、歯を1本ずつ、磨き残しがないようにします。

歯間にある歯肉(歯間乳頭部)は、歯ブラシだけでは磨きにくい場合もあるため、必要に応じて歯間ブラシを使用します。

また、う蝕の好発部位である歯と歯の接触面(歯間隣接面)は、歯ブラシでは磨きにくいので、歯間ブラシやフロス(糸ようじ)などを適宜使用するとよいでしょう。

2)舌ブラシ

①選択のポイント

舌ブラシは大きく分けて、「ブラシタイプ(**図2**)」と「ヘラタイプ」の2種類があります。

口腔乾燥が強い患者や舌乳頭が萎縮している患者では、舌ブラシの頻用により舌表面(糸状乳頭、茸状乳頭等)を損傷してしまうことがあります。一般的に、ヘラタイプのものはブラシタイプのものより舌表面を傷つけやすいので注意します。

②使用時の注意点

使用手順は、舌の奥から手前方向に軽い力でゆっくりと動かします。舌苔が付着している場合は、一度にすべてを除去するのではなく、軽く擦って、数日に分けて除去することを心がけます。

また、舌の清掃は十分な湿潤下で行うことが重要で、常に粘膜の保護に心がけます。

図1 PBT毛材を使用した歯ブラシ

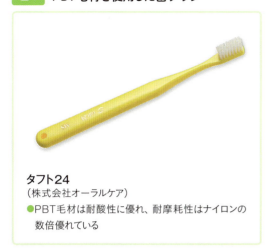

タフト24
（株式会社オーラルケア）
- PBT毛材は耐酸性に優れ、耐摩耗性はナイロンの数倍優れている

図2 舌ブラシ（ブラシタイプ）

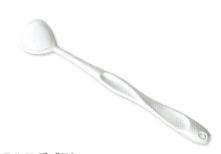

テルモ 舌ブラシ
（テルモ株式会社ホスピタルカンパニー）
- 両面にブラシがついており、それぞれが凸凹になっているため舌の形状にフィットしやすい
- ブラシの毛の先端が独自のループ形状になっていることで、舌の表面だけでなく、舌乳頭の奥まで入り込むことができ、舌を傷めることなく汚れをからめ取ることができる

図3 粘膜清掃用ブラシ

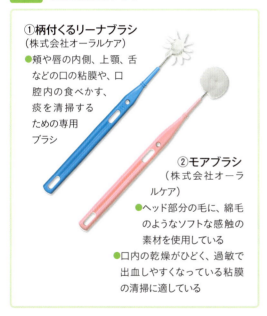

①柄付くるリーナブラシ
（株式会社オーラルケア）
- 頬や唇の内側、上顎、舌などの口の粘膜や、口腔内の食べかす、痰を清掃するための専用ブラシ

②モアブラシ
（株式会社オーラルケア）
- ヘッド部分の毛に、綿毛のようなソフトな感触の素材を使用している
- 口内の乾燥がひどく、過敏で出血しやすくなっている粘膜の清掃に適している

図4 口腔用ウエットティッシュ

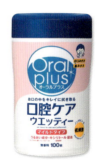

オーラルプラス®口腔ケアウエッティーマイルド
（アサヒグループ食品株式会社）
- 口の中が乾燥しやすく敏感な患者に適応
- ノンアルコールタイプで、ヒアルロン酸・トレハロースといった潤い成分を配合し、汚れを取りやすいメッシュ状シートを採用している

3）口腔粘膜清掃用グッズ

①選択のポイント

絶食中の患者では、唾液による自浄作用の低下などから口腔内環境が劣悪になることが多くあり、特に口腔内粘膜が汚染しやすい状況にあるため、口腔粘膜ケアが非常に重要です。

口腔粘膜ケアのためのグッズには、ガーゼ、スポンジブラシ、柄付くるリーナブラシ（図3-①）、モアブラシ（図3-②）、口腔用ウエットティッシュ（図4）等があります。

②使用時の注意点

ガーゼやスポンジブラシを使用する際には、そのままの状態で使用すると、粘膜を損傷する恐れがあります。水や含嗽剤をつけたり、保湿剤を薄くつけたりして使用します。また、スポンジブラシやガーゼよりも毛が細くやわらかくてソフトなモアブラシ等を使用するのもよいでしょう。

口腔用ウエットティッシュは、指に巻きつけて拭き取るので、直接感覚を感じることができ、清掃効果は高いと考えられます。しかし、しっかりと拭き取ることがで

表1 口腔に用いる消毒薬の種類と特徴

一般名	製品例	特徴・用途	注意点
グルコン酸クロルヘキシジン	コンクールF（ウエルテック株式会社）	●殺菌効果、歯肉の炎症を抑制する効果がある ●殺菌消毒効果は長時間持続し、また強いイオン性をもっており、歯面粘膜によく付着する	●苦みが強く、アレルギーの恐れがある ●日本では、過去に重篤なショック（0.1％未満）の報告があり、洗口剤として医薬部外品として販売されている ●口腔粘膜炎がでているときには使用しない（禁忌）
ベンゼトニウム塩化物	ネオステリン®グリーンうがい液0.2%（日本歯科薬品株式会社）	●主に口腔内の消毒、抜歯創の感染予防に使用される ●陽イオン界面活性剤（逆性石けん）であり、細菌、カビ類に広く殺菌性を有する。低濃度でも殺菌効果があり、毒性は低く刺激も少ない特徴がある ●泡立つことにより洗浄作用を発揮する	●使用目的により希釈濃度が異なる（添付文書を参照）
ポビドンヨード	イソジン®ガーグル液7%（塩野義製薬株式会社）	●すべての口腔内細菌に対し強い殺菌作用を示し、インフルエンザなどのウイルスに対しても有効 ●強いイオン性をもっており、歯面や粘膜によく付着するため、殺菌効果も持続すると考えられている	●エタノールを含有しているため、口腔乾燥を助長させやすい ●高濃度で使用すると粘膜を損傷させてしまう場合もあるので、添付資料に基づいて希釈して使用する必要がある ●甲状腺機能障害、ヨウ素アレルギーの方への使用は注意が必要
過酸化水素	オキシドール	●組織、細菌、血液などをカタラーゼによって分解し、酸素を生じ、殺菌作用を呈する ●アレルギーはないものの、殺菌作用は弱く、効果は短時間。消毒薬として使用するのではなく、痂皮や舌苔の除去のために使用されることが多くある ●具体的には、綿球やガーゼに染み込ませ塗布し、発泡することで痂皮や乾燥付着物を剥がしやすくする	●実際に使用するときには、高濃度では刺激があるため、2倍以上に希釈して使用する。口内炎などがある場合は痛みを誘発してしまうので、さらに希釈する ●出血量が多い場合に使用するとかなり発泡するため、視野の確保が悪くなる場合がある

 POINT 術後や歯肉炎のときのみに使用。ルーチンで用いる必要はない

きる反面、口腔乾燥を助長させてしまう場合もあるので、拭き取り後は口腔内の加湿・保湿に留意する必要があります。

また、製品中にアルコールが含まれる場合も口腔内乾燥を助長させてしまうので、口腔乾燥が顕著な患者には、ノンアルコールタイプで保湿成分（ヒアルロン酸・トレハロース等）が配合されている口腔用ウエットティッシュを選択するとよいでしょう。

4）消毒薬[1,2]

①選択のポイント

口腔内の消毒薬は、病的な問題があるとき（口腔の手術後や歯肉炎など）、それぞれの用途に合わせて使用されます。口腔内が健康的な状態であれば、特に使用する必要はありません。

②使用時の注意点

口腔内の消毒薬は数種類ありますが、それぞれ使用方法や特徴は異なります。表1に代表的な消毒薬

表2 原因別の対応が必要な口腔乾燥

口呼吸 （原因：顎関節の脱臼、意識レベルの低下、麻痺、廃用症候群、経口挿管中など）	●顎関節脱臼の場合は、早期に歯科への依頼を行う（症状としては、面長の顔となり、上下の唇が閉じられなくなり、顎関節部に痛みや緊張感がみられる。また、耳前の顎関節部は陥凹し、その1〜2cm前方が隆起する） ●意識レベルの低下や麻痺等が原因の場合は、開口しないように頸部の位置などの姿勢調整を行う ●閉口できない場合は、室内環境を調整し、保湿効果の高い保湿剤の使用やマスク等による保湿法を併用する
内服薬	●一般に薬剤による口腔乾燥は可逆的であり、薬物の使用を中止することで正常もしくはそれに近い唾液分泌量に戻るため、医師・薬剤師とともに薬剤の中止や代替薬への変更を検討する ●薬剤を中止・変更できない場合は、唾液腺のマッサージ*や保湿剤を使用する
シェーグレン症候群などの疾患	●原疾患の治療と口腔乾燥症改善薬（サリベート®エアゾール〈人工唾液：スプレータイプ〉、サラジェン®錠、サリグレン®カプセル、エボザック®カプセル）が処方される ●日常生活指導としては、唾液の分泌を促すような食品（梅干し、レモンなど）を積極的に摂取。逆に香辛料などの刺激性のものや口腔粘膜に付着しやすい食品は避けるようにする ●口腔乾燥を少しでも抑えるように、口腔ケアの方法や保湿剤の正しい使用方法を指導する ●保湿剤を使用する際には、唾液の分泌自体が減少しているので適切な加湿を心がける
頭頸部放射線治療による影響	●頭頸部放射線治療による口腔乾燥は、放射線照射2週間目ぐらいから始まり、照射終了後も数年間持続することがある ●内服薬（サラジェン®錠）が処方される場合がある。その他の対応としては、基本的にシェーグレン症候群の対応に準ずる ●影響として味覚障害もあるが、可逆的のため放射線治療が終了すれば、ほとんどの場合、時間経過とともに改善するとされる

＊唾液腺マッサージは、唾液分泌量の少ない患者に行うと、強制的に唾液を排出してしまい、結果的に口腔内乾燥を助長させてしまうこともあるため、注意が必要。

 POINT 保湿剤を漫然と塗布しつづけてはいけないケースを見分ける

を示します。

5）口腔保湿剤

①選択のポイント

保湿剤は、正常な唾液分泌が認められる患者には不要ですが、口腔乾燥のある患者に対して使用すると効果的です。

口腔乾燥への対策は、以下が原則です。
- 汚染物を軟化させる
- 汚染物を除去・回収する
- 粘膜を保湿する

口腔乾燥の原因は、**表2**に示すように多岐にわたります。したがって、口腔内が乾燥しているからといって、安易に保湿剤を使用するのではなく、口腔乾燥の原因をアセスメントし、適切な使用を心がける必要があります。

保湿剤の形状には、「液状」「ジェル状」「シート状」など流動性の異なるタイプのものがありますが、選択するときの重要なポイントは、"加湿効果"を得たいのか、それとも"保湿効果"を得たいのかを考えて使い分けることです（**表3**）。

基本的に、口腔乾燥時の保湿剤使用時の第一選択は"液状のもの"です。口腔内に潤いを与えるヒアルロン酸やトレハロース等を含んだスプレータイプのものがあります。ジェルタイプの保湿剤では、使用量が多くなりすぎるとそれ自体が固まりやすく、塊になってしまう場合もあります。ジェルタイプのものは基本的に、清潔で十分に潤った口腔内に、薄く伸ばした状態で塗布します。

②使用時の注意点

保湿剤の持続時間については、患者の状態や室内環境によって異なります。

したがって、保湿剤を使い始めたときはこまめに状態を観察し、使用している製品が患者の口腔乾燥に適しているか、または、状況に合わせて使用頻度を

| 表3 | 保湿剤の製品例と使い分け | | | |

タイプ	製品例	特徴	注意点
液状 ●口腔内に潤いを与えるグリコシルトレハロースやヒアルロン酸等を配合したスプレータイプの洗口液	●バトラー ジェルスプレー（サンスター株式会社）　●口腔用スプレー うるおいミスト（アサヒグループ食品株式会社）	●加湿効果に優れる	●嚥下障害や意識レベルの低下がある患者には誤嚥のリスクがあるため、使用量に注意が必要 ●ジェル状に比べ、口腔内の停留期間が短いため、保湿効果の持続が、ジェル状に比べ短い
ジェル状 ●水と保湿成分からなる ●抗菌薬や抗菌成分、香料や甘味料などが添加されている製品も多い	●オーラルピース　クリーン&モイスチュア（発売元：株式会社トライフ、販売元：株式会社フードケア/カレイド株式会社）　●リフレケア®（イーエヌ大塚製薬株式会社）	●保湿効果に優れる ●それぞれの特徴を考慮し、患者の口腔乾燥の程度に合った製品を選択する	●乾燥した口腔内に塗布しない（乾いた粘膜の上に膜を張っているようなもので、かえって状態を悪化させてしまう場合がある）

決定することが重要です。

6）排唾管・吸引つき歯ブラシ

意識障害などにより含嗽ができない患者や嚥下障害により唾液や洗口液の誤嚥のリスクのある患者では、吸引器の準備が必要不可欠です。

口腔ケア中に吸引が必要となる場合は、通常の吸引チューブでは、チューブ孔が小さいため効率よく吸引ができません。吸引孔が大きい排唾管を使用する（図5）とよいでしょう。

また、意識障害、嚥下障害のある患者では、ブラッシングによって口腔内に溶出した汚染物を誤嚥する可能性があるため、吸引つき歯ブラシ（図6）を使用するとよいでしょう。

7）開口器

口腔ケアを実践する際には、視野を確保すると効率的です。開口が維持できない、指示が伝わらない、開口を拒否する患者等では、バイトブロック等（図7-①）を用いるとよいでしょう。

また、口腔ケア中に両手が使えるように、口唇開口

器（図7-②③）などを使用することで、視野が確保しやすくなり、口腔ケアを容易にし、さらなる効率化が期待できます。

〈引用文献〉
1. 渡邊裕 編：口腔ケアの疑問解決Q&A. 学研メディカル秀潤社, 東京, 2013：148-153.
2. 日本口腔ケア学会学術委員会 編：口腔ケアガイド. 文光堂, 東京, 2012：22-24.

〈参考文献〉
1. 菊谷武 監修：口をまもる 生命をまもる—基礎から学ぶ口腔ケア. 学研メディカル秀潤社, 東京, 2007.
2. 岸本裕充 編著：成果の上がる口腔ケア. 医学書院, 東京, 2011.
3. 日本摂食・嚥下リハビリテーション学会 編：日本摂食嚥下リハビリテーション学会eラーニング対応／第4分野／摂食・嚥下リハビリテーションの介入I—口腔ケア・間接訓練. 医歯薬出版, 東京, 2011：32-46.

図5　排唾管の使用例

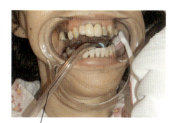

排唾管
- チューブ内に導線が使用されている器具は、口腔内の状況に合わせて曲げるなど、形を変えることができる

図6　吸引つき歯ブラシ

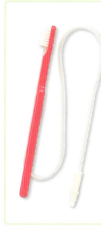

吸引ブラシ
（株式会社オーラルケア）
- 歯ブラシとチューブが一体化している
- 吸引器に接続すれば、口腔内に溜まった唾液や痰を吸引除去しながら、歯の清掃が行える

図7　口唇開口器の使用例

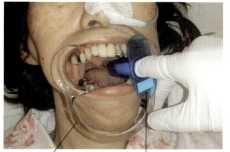

②口角部にはめて無理なく左右に開口できる

①介助者の指にはめて咬んでもらう。誤咬の防止にもなる

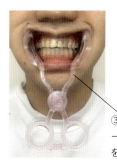

③片手で使用できるリップオープナー。手を放しても開口を維持できる

Part 3

4 義歯の装着や管理、どのように行うと効果的?

三鬼達人

Answer
嚥下やADLへの影響から、義歯をもつ場合はできるだけ装着する。
義歯用ブラシで汚れを落とし、義歯洗浄剤など化学的な清掃方法を併用

1 入院患者の義歯の状況

義歯は、う蝕や歯周病などで欠損した歯を補うためのもので、形態回復、機能回復、審美回復を目的とした補綴装置です。

摂食嚥下機能障害患者に使用する場合は、義歯装着の有無により、特に咀嚼、食塊形成などの嚥下機能に直接的な影響を与えます。

また、義歯の使用は、摂食嚥下機能の改善だけでなく、その使用状況の有無によりADLの自立度も変化させます。石川らの介護老人保健施設における調査では、義歯を使用している人と、義歯を使用していない人とでは、義歯を使用している人のほうが、ADLが全介助となる割合が低いという報告もあります(図1)[1]。したがって、義歯を所有しているならば、積極的に装着したほうがよいといえます。

しかし、病院では脳卒中などの疾患で救急搬送された場合、治療のため義歯が取り外されることが多くあります。数日間、義歯を装着しないだけで歯槽骨等の形態に変化が生じるため、治療後、初めて使用するときには、ぐらつきがないかなど確認する必要があります。残存歯のある場合は、容易に転移したり捻転したりするので、部分義歯を使用しているときは特に注意が必要です。

2 義歯の清掃のポイント

義歯は適切な管理をしないと、プラーク(義歯のプラーク=デンチャープラーク)が付着します。デンチャープラークがつきやすい場所は、総義歯の場合プラスティックの土台の裏側(歯肉に接する部分)、人工歯、部分義歯の場合は、金属の留め具(クラスプ)周囲です(図2)。

義歯を不衛生なまま使用していると、口腔粘膜に炎症が起こりやすくなり、それが義歯性口内炎の原因となります。義歯を外した際には口腔内を含嗽するだけでなく、歯肉などについた食べかすや汚れを落とすために、スポンジブラシ等で汚れを除去することも必要です。

義歯そのものの清掃に関しては、義歯に付着しているデンチャープラークは義歯用ブラシや歯ブラシだけでは完全に取り除くことができず、義歯洗浄剤など化学的な清掃方法と組み合わせて行うと効果的に減少することがわかっています[2,3]。義歯は、外したらまず義歯用ブラシで付着した汚れやデンチャープラークを落とし、義歯洗浄剤などを使用し洗浄することを推奨します。

3 義歯の管理のポイント

義歯を装着している人は、非義歯装着者に比べ細菌学的に口腔衛生状態は不良になりやすい状態にあります。実際に、義歯を装着しているほうがカンジダなどの真菌類が多く検出されたとの報告もあります[4]。これら口腔内微生物が唾液などとともに肺に吸引されれば、誤嚥性肺炎の危険性が高くなるので、義歯の洗浄は徹底させる必要があります。

実際の義歯洗浄には、下記の点に注意し実施してください。

- 食事をとっている場合は、毎食後、義歯を外して洗浄する。
- 食事をとっていない場合でも、1日1回は義歯を外し

図1　義歯使用の有無によるADL自立度

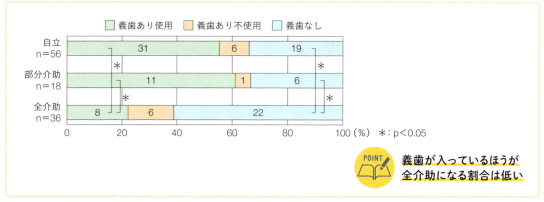

POINT　義歯が入っているほうが全介助になる割合は低い

（文献1より引用）

図2　金属の留め具（クラスプ）

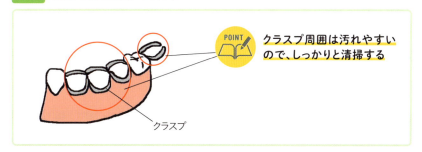

POINT　クラスプ周囲は汚れやすいので、しっかりと清掃する

て洗浄する。
- 洗浄時は、義歯用ブラシまたはやわらかい歯ブラシでヌメリがなくなるまで洗い、義歯用洗浄剤に浸ける。
- 洗浄時は、一般に用いる歯磨き粉は使用しない。一般の歯磨き粉は、研磨剤や発泡剤が含まれているので、傷がつきやすくなる。固い歯ブラシでも同様なことが起こる。傷がついてしまうと、その部分が細菌の温床になりやすいため、義歯はていねいに取り扱う必要がある。
- 夜間は、就寝前に外してよく洗い、水もしくは洗浄剤に浸ける。
- 乾燥状態が続くと義歯が割れることがある。

〈引用文献〉
1. 石川健太郎, 大岡貴史, 弘中祥司, 他：介護老人福祉施設における摂食・嚥下指導：第1報 指導対象者の食事自立状況と口腔内状態の実態. 口腔衛生会誌 2005；55(5)：559-566.
2. 小谷博夫, 貞森紳丞, 二川浩樹, 他：義歯性口内炎の臨床的研究：第1報 デンチャープラークと義歯性口内炎との関係. 補綴誌 1989；33(1)：208-214.
3. 貞森紳丞, 小谷博夫, 二川浩樹, 他：義歯性口内炎の臨床的研究：第2報 義歯の取り扱いと義歯性口内炎との関係. 補綴誌 1990；34(1)：202-207.
4. 武藤隆嗣, 前田伸子, 松本亀治, 他：長期療養者ならびに寝たきり者の口腔常在微生物叢に関する研究. 口腔衛生会誌 2000；50(3)：351-360.

Part 3

5 口腔内のトラブル(出血・乾燥など)、何を早期に見抜く必要がある?

三鬼達人

Answer
「出血傾向」「乾燥」「重度の汚染」「重度の舌苔」「カンジダ症」「歯の動揺」を早く見抜いて対応すると、重篤化を防げる

トラブルチェックの視点

1)出血傾向

出血は、口腔内の何らかの異常を示すものなので、必ず原因を究明する必要があります。

出血傾向は歯肉炎や血管障害、血小板・血液凝固因子等の障害により起こり、それぞれで対応方法は変わります。

①歯肉炎が原因の場合

出血の原因が歯肉炎の場合は、刺激時(ブラッシング時)に出血することが多くあります。

歯肉炎が原因の出血では、歯肉付近の歯垢を除去しない限り改善しないので、積極的なブラッシングが必要となります。

②血液系疾患が原因の場合

血液系の疾患により出血をしている場合は、血液データの確認を行いながらケアを進めていく必要があります。

血小板数が20,000/μL以下の際に止血困難になる場合が多いとされていますが、急激に血球数が低下するような疾患を除いて、血小板数が10,000/μL程度であっても、歯周組織炎や外傷などがない限り適切にケアを実施していれば自然出血をきたすことは少ない[1]との報告もあります。

いずれにしても、出血傾向の強い患者においては、よりきめ細かくていねいな予防的口腔ケアが必要です。

2)乾燥

口腔内乾燥が顕著な患者では、痰や剥離上皮などが口蓋や舌に貼りついていることがあります。したがって、乾燥のある患者では、口腔ケア前に痰や剥離上皮が口腔内にこびりついていないかを確認する必要があります。

ケアの際には、無理に剥がすようなことをすると出血してしまい、さらに状況を悪化させることがあるので、剥がす際には十分に軟化させてから行います。

口腔乾燥の評価としては、柿木による分類が用いられることが多くあります(表1)[2]。

3)重度の汚染

口腔内の汚染がひどい場合は、口腔内だけに留まらず、咽頭(喉)まで痰や分泌物で汚染されていることが多くあります(図1-①)。したがって、口腔内が汚染している場合には、「咽頭も汚れているのではないか?」と常に考えておく必要があります。

しかし中咽頭や下咽頭の汚染は通常見ることができないので、舌根の汚染状況から汚染度を予測する、または舌圧子で舌を下方に押さえて咽頭後壁や側壁を観察することで、汚染状況を予測することも大切です。

咽頭部の汚染物は、そのままにしておくと誤嚥のリスクが高まるので、吸引器で回収することも必要です。

4)重度の舌苔

舌苔とは、舌の糸状乳頭が伸張し、そこに剥離した上皮細胞が付着しているものです。あるいは、細菌や真菌、食物残渣などが堆積する形で舌の表面に形成されたものです。

舌苔は、唾液の分泌量や状態、全身疾患、薬の影響、体調などの影響を受けます。また、舌機能の影響を受けやすいので、舌の麻痺があるような患者では麻痺側に多く付着する傾向があります。

舌の色調より「白苔舌」「黒毛舌」「無苔」などがあり

表1 口腔乾燥症の臨床診断基準

0度（正常）	乾燥なし（1～3度の所見がなく、正常範囲と思われる）
1度（軽度）	唾液の粘性が亢進している
2度（中等度）	唾液中に細かい唾液の泡が見られる
3度（重度）	舌の上にほとんど唾液が見られず、乾燥している

（文献2より引用）

図1 口腔から続く咽喉頭の汚染（嚥下内視鏡検査での咽頭の観察）

①痰や分泌物が付着し汚染している状況

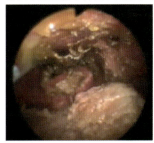

- 全体的に痰や分泌物が付着しているのがわかる
- 付着物は乾燥し、喉頭蓋や喉頭の入口付近まで汚染している

 POINT このような状況では、誤嚥性肺炎のリスクが非常に高くなることに注意

②汚染していない状況

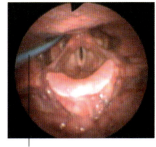

栄養チューブ

- 痰や分泌物の付着はなく汚染はない
- 全体的に潤っており非常によい状態

表2 舌の色調と要因

色調	要因
白苔舌 白く見える舌苔	●唾液分泌の低下による自浄作用の低下 ●消化管の感染症 ●カビの一種であるカンジダ菌の異常増殖 （細菌の種類や環境によっては黄色くなることもある）
黒毛舌 黒く見える舌苔	●抗菌薬の投与 ●ステロイドの投与 （主に菌交代現象による口腔内細菌叢の変化が原因と考えられている）
無苔 舌乳頭の全体的な萎縮	●疾患の重度慢性化、長期化の場合に見られる （慢性的な栄養不良が考えられる）

図2 カンジダ症（急性偽膜性カンジダ症）

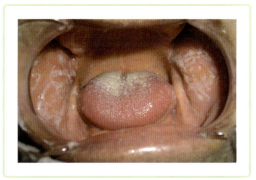

（写真提供：渡辺理沙）

ます（表2）。舌の色調に変化が生じた場合（舌苔の付着）は、全身状態に変化が生じていることも疑うことが必要です。

舌苔は、少量であれば基本的に除去する必要はありませんが、重度の場合は舌ブラシ等を使用して除去します。

めやすとしては、湿ったガーゼ等で軽く清拭し、ガーゼに色がついてくるようなら、除去可能と判断します。このとき、無理に除去するようなことをすると、正常な舌粘膜を損傷することになるので、常に愛護的な清掃を心がけます。

5）カンジダ症[3,4]

カンジダ症（図2）は、以下の4つに分類されます。

①急性偽膜性カンジダ症
②急性萎縮性カンジダ症
③慢性萎縮性（紅斑性）カンジダ症
④慢性肥厚性カンジダ症

急性偽膜性カンジダ症は、ガーゼなどでぬぐうと剥離される小さな白斑が特徴で、剥離後の粘膜面は発赤やびらんを呈しています。

急性萎縮性カンジダ症、慢性萎縮性（紅斑性）カン

ジダ症は、白苔を認めず、舌乳頭の萎縮や粘膜の紅斑が特徴で、偽膜性よりもヒリヒリとした痛みが強くなります。白苔を認めないことから臨床的に見落とされることがあり、注意が必要です。

慢性肥厚性カンジダ症では、病変が慢性に経過した白苔となり剥離しにくく、また上皮の肥厚を伴うようになります。

口角の発赤、びらん、亀裂を認める口角炎もカンジダが原因になっていることが多くあるため、口腔ケア時は、口腔内だけでなく、口唇や口角なども注意深く観察することが重要です。

なお、義歯性の口内炎でカンジダ（慢性萎縮性）であるにもかかわらず、潰瘍性の口内炎と判断し、ケナログ®等のステロイド含有軟膏が処方され、漫然と使用することにより症状を悪化させてしまう場合もあり、注意が必要です。

カンジダ症への対応として、イソジン®ガーグルや含嗽用のハチアズレ®等で洗口し、必要に応じて抗真菌薬の経口用フロリードゲルなどを塗布し、対応します。

口腔カンジダ症は、進行すると難治性の強い疼痛を伴い、治療も長期化するため、早期発見・早期治療が重要です。

6) 歯の動揺

歯周病の歯では、しばしば動揺が見られます。

動揺の原因には、歯を支える歯槽骨の吸収（減少）、歯周組織の炎症、歯の負担過重などがあります。

動揺度の評価には、通常Millerの分類（**表3**）が用いられ、一般的に3度のときは抜歯の適応となります。

表3 動揺歯の分類（Millerの分類）

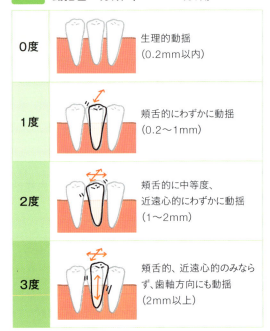

動揺歯がある場合は、この分類を用いて評価することで、緊急性を判断できるため歯の脱落のリスクを軽減できます。

〈引用文献〉
1. 河合峰雄：3章3 出血しやすい. 財団法人8020推進財団 編, 入院患者に対するオーラルマネジメント；2008：142-146.
2. 柿木保明, 山田静子 編：看護で役立つ口腔乾燥と口腔ケア―機能低下の予防を目指して. 医歯薬出版, 東京, 2005：75.
3. 日本口腔外科学会：口腔外科相談室ホームページ. http://www.jsoms.or.jp/public/disease/setumei_koku/#c05（2019.7.20アクセス）
4. 岸本裕充 編著：成果の上がる口腔ケア. 医学書院, 東京, 2011：74-76.

〈参考文献〉
1. 渡邊裕 編：口腔ケアの疑問解決Q&A. 学研メディカル秀潤社, 東京, 2013.

Part 3

6 トラブル別対応①：開口が難しい場合、どうケアを進める?

田村 茂

Answer 開口が難しい患者に対して、無理に口を開けようとしたり、歯ブラシなどを急に入れたりしない。開口困難な状況を助長する可能性がある

　口腔ケアをしっかりと行うためには、開口を保持し、視野を確保することが重要です。そのため、開口が難しい患者に対しては"なぜその患者が口を開くことが難しいのか"を考えることが大切です。

1 口を開きたくても開けない場合

　脳神経障害や廃用症候群、拘縮、脳性麻痺などで開口する機能に障害を負った場合、本人の意思にかかわらず開口ができません。そのため介助者が開口をサポートする必要があります。

1）対応：開口を誘発させる

　仮性（偽性）球麻痺（両側に脳を損傷した際に呈する嚥下障害）の患者は、顔や口への刺激に対して強く噛み込む「咬反射」によって開口障害が起こります。この場合、K-point（**図1**）[1]を刺激することで開口（あくび）が誘発されやすくなります。

　脳性麻痺などの患者で口腔周囲の刺激に対して緊張が強い場合には、四肢や体幹など口腔から離れたところから触れていき、徐々に顔面・口腔に触れていくことで、緊張を和らげることができます（脱感作）。

　そのほかにも口唇の排除（**図2**）や頬粘膜の圧排（**図3**）、左右の下顎口腔前庭に指を挿入しゆっくりと開口方向に力を入れる下顎の押し下げ法（**図4**）なども有効なことがあります。

2）対応：開口を保つ

　開口が誘発されたら、バイトブロックなどを咬合面に挿入して開口を保持します。

　バイトブロックを咬ませる場合、動揺した（ぐらぐらしている）歯があると歯が折れたり抜ける危険性があるため、歯の動揺をあらかじめ確認しておく必要があります

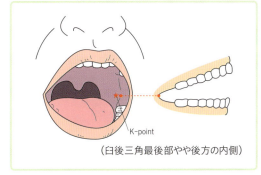

図1 K-pointの位置

（臼後三角最後部やや後方の内側）

（文献1より許可を得て転載）

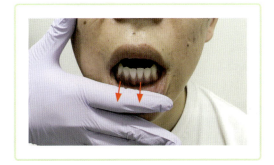

図2 口唇の排除

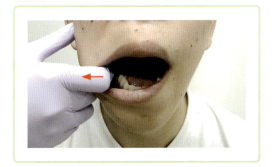

図3 頬粘膜の圧排

図4 下顎押し下げ法

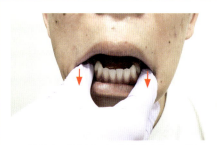

- 口腔前庭に指を挿入し、指全体を使って押し下げると開口が促される場合がある
- 指は口角から挿入する（前歯側から挿入すると、歯を損傷する危険性がある）

図5 オーラルワイダーの使用

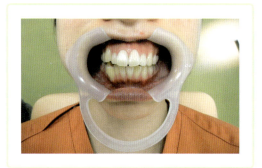

（写真提供：渡辺理沙）

（Part3-5・表3参照）。

口唇を圧排させる器具（オーラルワイダー、ハミエールなど、図5）を使うことも、視野確保に有効です。

2 "口を開く"ことがわからない場合

高次機能障害や認知症による思考・行動の障害や認知症で開口動作自体がわからないことがあります。その場合、介助者は本人が自発的に開口できるようにサポートします。

1）対応：動作を模倣させる

実際に自分が口を開けるなど動作を見せて「摸倣」させることで、開口が促されることがあります。

2）対応：動作を誘導する

患者に箸や歯ブラシを持たせることで、食事や歯磨きの動作が誘導されて開口につながる場合もあります。

図6 不安を和らげる工夫

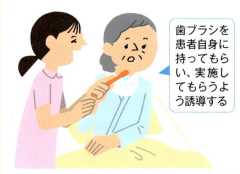

歯ブラシを患者自身に持ってもらい、実施してもらうよう誘導する

- 視覚や触覚で理解しやすいため、不安・不快感の軽減につながる
- 四肢の機能障害のある患者の場合、セルフケア能力の向上が期待できる
- 高次脳機能障害のある患者の場合、手続き記憶の想起といった効果も期待できる

3 本人の意思で口を開かない場合

口腔ケアに対して悪い印象や不快感があり、口腔ケアを拒否していることがあります。その場合、口腔ケアに対する不快・不安因子を取り除く必要があります。

1）対応：説明を工夫する

ケアを患者に理解してもらうため、実施前の説明には十分に時間をかける必要があります。例えばジェスチャーであったり、ケアの物品を触ってもらったりするなど、言葉だけでなく視覚や触覚を通して口腔ケアに対する理解をしてもらうことで、不安・不快感の軽減を図ります（図6）。

2）対応：環境を整える

作業中の急な音であったり、予期しないライトの光も、患者にとっては不快と感じることがあるので注意が必要です。

〈引用文献〉
1. Kojima C, et al.：Jaw Opening and Swallow Triggeting Method for Bilateral-Brain Damaged Patients：K-point Stimulation. *Dysphagia* 2002；17：273-277.

Part 3

7

田村 茂

トラブル別対応②：
口腔内が乾燥している場合、どうケアを進める?

Answer ケア回数等を見直しても、乾燥の原因が解決しなければ症状の軽減は見込めない。
まず乾燥の原因についてアセスメントし、ケア計画を検討する

口腔内乾燥の例を**図1**に示します。

乾燥を確認するための指標（採血データ等）は**Part1-7**〈栄養状態の整え方は?〉に示されていますが、ここでは一般的によくある乾燥の原因と、その対応を示します。

1 低栄養・脱水

特に高齢者では、唾液分泌の予備能力が低下しており、また手術や嚥下障害による欠食・絶食などから、低栄養・脱水となり、容易に口腔乾燥が誘発されます。

この場合、いくら口腔内を湿潤させても、全身の栄養・水分が不足し、唾液分泌量も減少しているため、口腔内はすぐに乾燥状態に戻ってしまいます。

1）対応：全身状態の評価と栄養投与を行う

経口摂取をしていない（経静脈栄養・経管栄養で管理されている）場合、口腔内と同時に、皮膚症状（ツルゴールの低下）や血液データ（特に栄養・脱水に関するデータ）、水分出納、栄養投与量をみていく必要があります。その評価をもとに、経静脈栄養・経管栄養の適切な投与・管理を行います。

2）対応：経口摂取について検討する

同時に、経口摂取が可能かについて検討が必要です。

経口摂取は低栄養・脱水が是正されるだけでなく、味覚や咀嚼の刺激により唾液の分泌が促進されるため、口腔乾燥の対策には非常に有効といえます。必要時、NST（栄養サポートチーム）や摂食嚥下のチームに介入してもらうのもよいでしょう。

2 薬剤の影響

副作用に口腔乾燥・口渇がある薬剤の多くが副交感神経の抑制作用を有し、唾液分泌を抑制するといわれています。しかも、そのような薬を多剤服用している患者はより唾液分泌量の減少が見られるともいわれています[1]。

口腔乾燥を惹起する可能性のある薬剤を**表1**[2]に示します。

1）対応：薬剤の中止・変更を検討する

一般に薬剤による口腔乾燥は可逆的であり、薬物の使用を中止することで正常もしくはそれに近い唾液分泌量に戻ります。そのため医師・薬剤師とともに薬剤の中止や代替薬への変更を検討しましょう。

2）対応：唾液腺マッサージや保湿剤を活用する

しかし、全身状態や治療により薬剤を中止・変更できないことも多々あります。その場合は、唾液腺マッサージ（**図2**）[3]や保湿剤の使用（**Part3-3**参照）による対症療法が有効です。

3 開口状態の維持

開口状態が持続すると、口腔内の水分が蒸発し口腔乾燥が助長されます。そのため、閉口状態を維持する、または開口状態であっても閉口した状態に近づけることが重要です。

1）対応：原因別に検討する

挿管をされている場合は口唇を閉鎖することが困難なため、上記の保湿剤の使用や唾液腺のマッサージによる対症療法、あるいは室内環境の調整、マスクの着用により加湿を図ります。

Part 3 口腔ケア

図1　口腔内乾燥の例

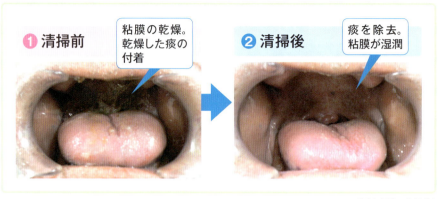

❶ 清掃前　粘膜の乾燥。乾燥した痰の付着
❷ 清掃後　痰を除去。粘膜が湿潤

（写真提供：藤井航）

表1　口腔乾燥を惹起する可能性がある薬剤

薬効分類	医薬品名（一般名）		医薬品名（商品名）	
抗うつ薬	●イミプラミン塩酸塩 ●アモキサピン	●マプロチリン塩酸塩 ●トラゾドン塩酸塩	●トフラニール® ●アモキサン®	●ルジオミール® ●デジレル®
抗不安薬	●アルプラゾラム	●ジアゼパム ●ヒドロキシジン塩酸塩	●コンスタン® ●ソラナックス®	●ホリゾン® ●アタラックス®
利尿薬	●フロセミド	●スピロノラクトン	●ラシックス®	●アルダクトン®
抗不整脈薬	●ジソピラミドリン酸塩		●リスモダン®R	
降圧薬	●エナラプリルマレイン酸塩 ●ドキサゾシンメシル酸塩	●ニフェジピン	●レニベース® ●カルデナリン®	●アダラート®
抗潰瘍薬	●ファモチジン	●ランソプラゾール	●ガスター®	●タケプロン®
パーキンソン病治療薬	●アマンタジン塩酸塩	●レボドパ	●シンメトレル®	●メネシット®
鎮痛・抗炎症薬	●ジクロフェナクナトリウム	●モルヒネ硫酸塩水和物	●ボルタレン®	●MSコンチン®
抗コリン薬	●アトロピン硫酸塩水和物		●アトロピン硫酸塩	
抗てんかん薬	●バルプロ酸ナトリウム		●デパケン®	
抗アレルギー薬	●クロルフェニラミンマレイン酸塩		●クロルフェニラミンマレイン酸塩	

（文献2より引用、一部改変）

　麻痺や廃用症候群で頸部の筋肉が緊張していると、開口が助長されることがあります。頸部のリラクセーション等で筋緊張を緩和する必要があります。

　また、開口状態が持続している場合、咀嚼関連の筋が拘縮し、開閉口の障害につながります。そのため、口腔ケア時の口腔内外からのマッサージや、開閉口運動（下顎の上下・左右・前後運動等の可動域訓練）が有効となります。

　開口状態では、汚染物が咽頭に流入すると、誤嚥するリスクが高いため、リラクセーション・マッサージをする際には、側臥位または30°程度のリクライニング位で実施しましょう。

　顎関節が脱臼している場合には専門的な治療が必要となりますので、歯科・口腔外科に治療依頼をしましょう。

2）対応：頭部屈曲位を保つ

　閉口することで呼吸状態の悪化がなければ、枕を使用して顎を引く姿勢（頭部屈曲位）にすることで閉口状態を促すことができます。

図2 唾液腺マッサージ

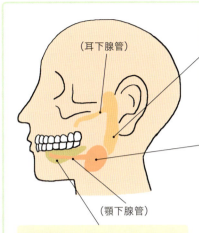

耳下腺
- 耳の下で、頬骨の突出部のすぐ内側にある
- 示指から小指までの4本の指を頬に当て、上の奥歯あたりを回すようにマッサージする

顎下腺
- 下顎の左右の骨それぞれの、中央のすぐ内側にある
- めやすとして、顎骨の突出部から約3cmほど内側を、母指を使って押す

舌下腺
- 舌の付け根の真下に1か所ある
- 両手の母指をそろえ、顎の真下から舌を突き上げるようにぐっと押す

 POINT 薬剤による乾燥で、どうしても薬剤を中止できないときや、気管チューブ挿管時の対症療法として行う

（文献3より引用、一部改変）

〈引用文献〉
1. 阪本真弥, 栗和田しづ子, 丸茂町子：高齢者の口腔乾燥症に関する疫学調査研究. 老年歯科医学 1996；11(2).
2. 木村年秀：在宅要介護者にはどんな薬が投与されているか. デンタルハイジーン 2000；20(3)：234.
3. 三鬼達人 編著：今日からできる！摂食・嚥下・口腔ケア 第1版. 照林社, 東京, 2013：77.

Part 3

8

田村 茂

トラブル別対応③：
出血で汚染している場合、どうケアを進める?

Answer　出血の原因が「全身的要因」であれば出血させないもしくは最小限にするケアを行う。「局所的要因」であれば歯周病へのケアを行う

　口腔内が血液汚染で充満していると、出血を避けるために口腔ケアが不十分となりがちです。

　しかし口腔内に血液汚染が停滞すると血液を栄養素に歯周病菌が増殖し、口腔内からの二次感染につながる恐れがあります。原因を的確に捉えたうえで口腔ケアをする必要があります。出血しやすくなる要因を**表1**[1]に示します。

1 出血傾向（全身的要因）

　出血傾向となる原因は、血小板の異常や血管の異常、血液凝固因子の異常、抗凝固療法などの治療に関連したものなどさまざまです。まずそれらの原因について医師に確認し、口腔ケアについてどの程度のリスクがあるか確認しましょう。

　出血傾向の主な指標として挙げられるのが血小板です。正常値は$35×10^4〜15×10^4/\mu L$であり、$2.0×10^4/\mu L$以下になると止血困難になることが多いです。

　しかし急激に血球数が減少するような場合を除けば、適切なケアがされていれば$1.0×10^4/\mu L$以下であっても自然止血することは少なくないように思われます。そのため、出血傾向だからといってケアを中断するのではなく、出血させない、よりきめの細かいていねいなケアを検討しましょう。

　歯周病などの状況にもよるため絶対的指標とはいえないかもしれませんが、参考値を**表2**[2]、**表3**に示します。

1）対応：愛護的な汚染除去を行う

　出血傾向が原因の場合、全身的なアプローチ（出血傾向の原因の解決）を行いながら、出血をさせないよう愛護的に汚染を除去します。

表1　口腔内の出血の要因

全身的要因	局所的要因
血小板の異常 ●免疫血液疾患 ●化学療法 ●免疫抑制剤副作用（骨髄抑制） ●放射線治療 **血管の異常** ●老人性紫斑病 ●壊血病 ●遺伝性出血性毛細血管拡張症 **血液凝固因子の異常** ●血友病 ●播腫性血管内凝固症候群（DIC） ●重症肝硬変 **抗凝固療法、抗血小板療法** ●ワーファリン、バイアスピリン®、パナルジン®などの使用	歯周病 口腔乾燥 外傷 口腔がん ●進行性の悪性腫瘍は脆弱で易出血性であるため、ガーゼを生理食塩水で濡らして腫瘍部分を保護し、正常な部分を重点的に清掃する

（文献1より引用、一部改変）

表2　血小板数と口腔ケア

	通常通り対応	慎重に対応	相対的禁忌
血小板数	$>50,000/\mu L$	$20,000〜50,000/\mu L$	$<20,000/\mu L$

（文献2より引用）

　歯ブラシは口腔粘膜への刺激を最小限に抑えるため、毛先がやわらかく細いもので、ヘッドが小さいものを使用します。

　ブラッシングは歯肉を刺激しないよう、歯肉部に指を

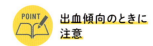
POINT 出血傾向のときに注意

表3 出血傾向の検査と正常値

検査名	正常値	異常
出血時間	1～3分(Duke法) 1～8分(Ivy法)	↑
PT （プロトロンビン時間）	9～15秒(活性：70～100%)	↑
APTT （活性化部分トロンボプラスチン時間）	25～45秒	↑
TT （トロンボテスト）	70～130%	↓
HPT （ヘパプラスチンテスト）	70～130%	↓
Fg （フィブリノーゲン）	155～415mg/dL	↓
FDP （フィブリン・フィブリノーゲン分解産物）	5μg/mL未満	↑
Dダイマー	1.0μg/mL(LPIA法) 0.5μg/mL(ELISA法)	↑

図1 出血しやすい場合のブラッシング

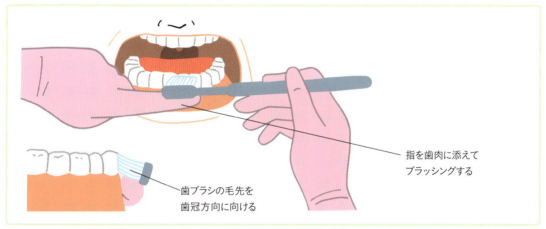

指を歯肉に添えてブラッシングする

歯ブラシの毛先を歯冠方向に向ける

（文献3を参考に作成）

添えて毛先を少し歯冠方向に向けて行います(図1)。汚染が残存しやすい歯冠と歯肉の間は、歯肉を傷つけやすいため、より慎重にブラッシングをする必要があります。「1本磨き用ブラシ(ワンタフトブラシ)」(図2)を使用すると、ブラッシングをする場所や強さのコントロールがしやすいです。先端が中心に向かって滑らかにカットされているため、尖端を歯肉溝に向かって当てて慎重にブラッシングすることで、出血を最小限に抑えつつ汚染を除去することが可能になります。

粘膜に対しては、モアブラシや口腔ケア用スポンジを使用し、やさしく汚染を除去します。

口腔内で痂皮化（乾燥付着）した汚染物は無理に剥がさず、十分湿潤させて浮きあがったものだけを除去します。回数と時間をかけて徐々に除去していくことが重要です。

2)対応：専門的な処置を検討する

出血に関しては専門的な処置が必要とされる場合もあるため、歯科医師や歯科衛生士に相談するのもよいでしょう。

2 歯周病などによる出血（局所的原因）

歯周病は歯周病原菌により粘膜が炎症、脆弱化した状態です。そのためブラッシングなどの軽い刺激で出血しやすくなります(図3)。しかし、出血を避けてブラッシングが不十分になると、プラークが増殖して病状が悪化してしまいます。つまり、出血をある程度覚悟し

図2 1本磨き用ブラシ(ワンタフトブラシ)の使用

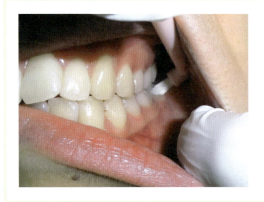

POINT 慎重にブラッシングしたい場合は、1本磨き用ブラシ(毛束が1つだけの小さいブラシ)を用いると刺激を抑えられる

〈製品例〉
● プラウト®
＊歯科専売品
（株式会社オーラルケア）

（写真提供：渡辺理沙）

図3 刺激による出血

①歯列なしの症例

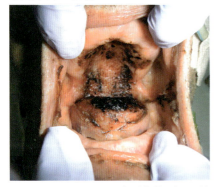

（写真提供：渡辺理沙）

②歯列ありの症例

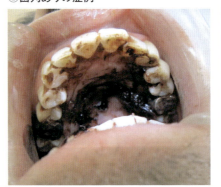

（写真提供：藤井航）

てでもプラークの除去をする必要があります（出血傾向などの全身的要因がないことが前提です）。

1）対応：ブラッシング時に注意する

歯ブラシはやわらかいものを使用し、適切な圧をかけ（ペングリップで持ち、持った人差し指の爪色が白くならない程度）、細かいブラッシングで、歯間や歯肉溝に停滞するプラークを除去します。

なお出血をある程度覚悟するといっても、出血させることでプラークが除去されるわけではありません。強く、スライドの大きなブラッシングは、出血を助長させるだけなので厳禁です。

2）対応：口腔ケア後に拭き取りを行う

口腔ケア後に軽い出血が持続することがあります

が、それを放置すると血液を栄養として再度、歯周病菌が増殖してしまい、汚染や口臭の原因となりえます。

そのため、ケアの最後に血液や汚染物質をしっかり拭き取ります（拭き取りの手技については、Part3-9参照）。

〈引用文献〉
1. 三鬼達人 編著：今日からできる！摂食・嚥下・口腔ケア 第1版, 照林社, 東京, 2013：79.
2. 河合峰雄：3章3 出血しやすい. 財団法人8020推進財団 編：入院患者に対するオーラルマネジメント；2008：146.
3. 岸本裕充 編著：成果の上がる口腔ケア. 医学書院, 東京, 2011：65-66.

Part 3

9

池田真弓

トラブル別対応④：
意識障害で洗浄が行いにくい場合、どうケアを進める？（拭き取り法）

Answer
ブラッシング後の含嗽時、「注水洗浄＋吸引」による方法は、誤嚥リスクが高い場合がある。誤嚥の恐れが減り、汚染物除去の効果も変わらない「拭き取り法」がある

意識障害患者や重度の嚥下障害患者に口腔ケアを実施する際には、ブラッシング後の含嗽に注意が必要です。なぜなら、このような患者では含嗽時の誤嚥のリスクが高まるからです。

これまで、意識障害患者に対して口腔ケアの汚染物除去を行う場合、「注水洗浄＋吸引」の方法が広く行われてきました。しかし脳血管疾患などの急性期で意識障害のある患者では嚥下障害が高率に出現する[1]と報告されており、口腔ケアの際には含嗽が十分にできないだけでなく、水分を口腔内に保持できずにむせてしまうことがあります。この注水洗浄＋吸引の方法では、吸引が不十分であった場合、口腔ケアにより口腔内に溶出した汚染物が洗浄水とともに咽頭や気管に流入し、誤嚥性肺炎を助長させることになりかねません。

そこで、ブラッシング後の汚染物除去方法として拭き取り法を紹介します。この拭き取り法は、注水洗浄＋吸引の方法と同様の汚染物除去効果があることがわかっています[2]。

1 拭き取り法（図1）

1）ブラッシング

拭き取り法を実施する前には、歯ブラシによるブラッシングやスポンジブラシによる粘膜清掃を十分に行い、口腔内の汚染物を浮遊させます。これを前提にして、汚染物回収を行います。

2）拭き取り

拭き取り法の効果的な方法は、「口腔用ウエットティッシュ」や「濡らしたガーゼ」を使用し、それを指に薄く巻き付けます。

拭き取る際は、汚染物を咽頭へ送らないようにする

ため、基本的に口腔内の奥から手前に向かって拭き取ります（図1-③参照）。

また、拭き取り法では汚染物と一緒に唾液などの分泌物も除去してしまうため、実施後は口腔内の加湿・保湿を心がけます。

2 拭き取り法（人工呼吸器装着患者の場合）

気管挿管中の患者[3]においても、必ずブラッシングを行ったのち、奥から手前に向かって一方向に拭き取ります。

また、挿管チューブ自体にも細菌が付着するため、挿管チューブの拭き取りも行います。なお挿管チューブの拭き取りは、固定位置や挿入の長さのズレを予防するため最後に行います。

注意点は、汚染物を咽頭へ送らないことです。拭き取った口腔用ウエットティッシュや濡らしたガーゼは、頻回に拭き取り面を替えたり、もしくは交換しながら行う必要があります。

3 選択される患者

これら2つの汚染物除去方法は、同様に細菌数を減少させる効果が得られています。両方法の適用例を表1に示します。

しかし、拭き取り法を安易に選択するのではなく、「誤嚥のリスクが低い」「水分を口腔内に含むことができ、ブクブクうがいを十分に行うことが可能」であれば、水での含嗽を積極的に選択すべきと考えます。その評価には、BDR指標（口腔清掃の自立度判定基準）やDSS分類（摂食嚥下の臨床的重症度分類、〈Part2-7〉参照）をあわせて用いると検討しやすくなりま

図1 拭き取り法の手順

1 歯ブラシを用いたブラッシングは通常通りに行う

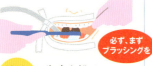

必ず、まずブラッシングを

 歯磨き粉は用いない

- 歯磨き粉の含有成分である発泡剤は、歯磨き粉を口腔内に拡散させ、汚染物除去を促す効果や汚染物の再付着を予防する効果がある
- しかし、拭き取り法を選択するような嚥下障害のある患者では、歯磨き粉が拡散することで誤嚥しやすくなり、また泡によって口腔内の視野が狭くなる。そのため、原則として歯磨き粉は使用しないほうがよい。どうしても使用したい場合は、泡立たない歯磨き粉を用いる

2 手袋を装着し、口腔用ウエットティッシュを指に巻きつける

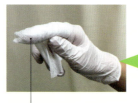

口腔用ウエットティッシュ

使用した口腔用ウエットティッシュ
- オーラルプラス®口腔ケアウエッティーマイルド（アサヒグループ食品株式会社）
- ノンアルコールタイプを選択する

 施行者の指に"薄めに"巻きつける

- 口腔用ウエットティッシュは、厚く巻くと患者に不快感を与え、口腔内で操作しにくくなる。指の太さに合わせて、1〜2周程度に巻きつける
- 口腔用ウエットティッシュを指に巻きつけて口腔粘膜に指を押し当てるときは、疼痛を与えないよう、指の腹側を用いる
- 歯の裏側を拭き取る際は、母指で表側を支え、示指で裏側を拭き取る
- 右示指に口腔用ウエットティッシュを巻きつけた場合、患者と対面した右側の口腔内が拭き取りにくくなる。その際は、用いる指を左示指に変える、もしくは前腕を回内させて示指が下になるようにすると、拭き取りやすくなる

3 拭き取り面を変えながら、口腔内の奥から手前に一方向に拭き取る

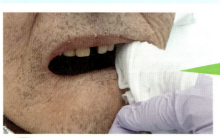

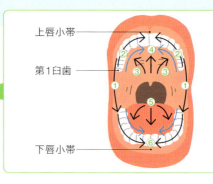

上唇小帯
第1臼歯
下唇小帯

 奥から手前に向かって拭き取る

- 口腔内の拭き取りにあたっては、汚染物を咽頭に送らないようにするため、基本的に口腔内の「奥→手前」に向かって拭き取る
- 歯の裏側を拭き取る際は、母指で表側を支え、示指で裏側を拭き取る
- 頬粘膜は、上から下へ向かって半円を描くように拭き取る
- 特に歯間や歯頸部の凹凸、口蓋などは、汚染物が残存しやすい。そのため、拭き取り後に汚染物の残留がないか観察を行う
- 動揺歯がある場合、脱落しないように（抜けないように）するため、片方の手で歯を把持して拭き取り、必要以上に動かさないようにする。このとき、疼痛のために咬みこんでしまうことがあるので、バイトブロックを使用するなど工夫する
- 上下口唇の内側には、伸展性のある上唇小帯、下唇小帯があり、あまり強く伸展させると疼痛が生じ裂傷を招く恐れがある。第1臼歯から前歯の中央までを拭き取る際は、前歯の中央の拭き終わりを越えないようにする
- 指が舌に触れると、舌を引っ込める反応がみられることが多い。その際は、片手で舌を把持してしっかりと固定し、拭き取る

順番
①頬粘膜
②上歯列の表
③口蓋
④上歯列の裏
⑤舌
⑥下歯列

④ 歯間が広い場合は、こよりで擦る

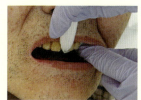

- 歯間が広い場合は口腔用ウエットティッシュでこよりを作り、左右に小刻みに擦り取るように歯頸部から歯冠の先へ向って除去する

⑤ 乾燥がひどい場合は、保湿剤を薄く塗布して終了する

 POINT 拭き取り法では唾液や粘液も一緒に拭き取ってしまうため、保湿に留意

- 拭き取りでの汚染物除去法は、しっかりと汚染物が拭き取れる反面、唾液などの分泌物も一緒に拭き取ってしまう
- 実施後に口腔乾燥が出現する恐れがあるため、実施後は、口腔内の加湿・保湿を心がける

表1 「洗浄法」「拭き取り法」の適用例

	メリット・デメリット	適用
①洗浄法 （注水洗浄＋吸引）	●爽快感がある ●手技的に難易度が高い ●洗浄時の誤嚥リスクが高い ●2人以上の人手を要する ●吸引の併用を要する ●準備の手間を要する ●吸引器、注水用のチップ、吸引用カテーテルが必要	●誤嚥のリスクのない患者 ●十分な呼気量のある咳嗽が可能
②拭き取り法	●誤嚥のリスクが低い ●洗浄法に比べ簡便 ●拭き取り時に咬まれる可能性がある ●嘔吐反射の可能性がある ●動揺歯がある場合、脱落の可能性がある ●口腔用ウエットティッシュや濡らしたガーゼの準備が必要	●人工呼吸器装着患者 ●嚥下障害患者 ●意識障害患者 ●呼吸器疾患 ●誤嚥性肺炎患者および誤嚥性肺炎のリスクの高い患者

す。

しかし、検討する際に注意しておきたいのはDSS分類で水分誤嚥レベルであったとしても、口腔機能は正常でブクブクうがいができる患者もいるということです。また、嚥下障害患者では、嚥下障害の重症度が高くなるほど不顕性誤嚥の可能性が高くなる[4]ことを念頭に置いて評価する必要があります。

〈引用文献〉
1. 才藤栄一, 千野直一：脳血管障害による嚥下障害のリハビリテーション. 総合リハビリテーション 1991；19(6)：611-615.
2. Ikeda M, Miki T, Atsumi M, et al.: Effective elimination of contaminants after oral care in elderly institutionalized individuals. Geriatric Nursing 2014；35(4)：295-299.
3. Muramatsu K, Matsuo K, Kawai Y, et al.: Comparison of wiping and rinsing techniques after oral care procedures in critically ill patients during endotracheal intubation and after extubation: A prospective cross-over trial. Jpn J Nurs Sci 2019；16(1)：80-87.
4. 水野雅康, 才藤栄一：単純レントゲン検査による嚥下障害医のスクリーニング—造影剤嚥下前・後レントゲン像とvideofluorography所見との比較—. リハ医学 2000；37(10)：669-675.

Part 3

10 口腔ケアのスケジュールは何が適切?

三鬼達人

Answer スタッフの多い時間帯に、重点的にブラッシングを1〜2回行い、乾燥対策などの口腔粘膜ケアは2〜6時間毎に行うとよい

1 口腔ケアの間隔・頻度

1)望ましい間隔

　口腔ケアの間隔(頻度)は、各学会のガイドラインにおいても明確に基準は示されていませんが、原則的に経口摂取している患者では、毎食後と就寝前に行うことが望ましいとされています[1]。

　口腔内の細菌は、食後に口腔内に残渣した食物を栄養分として増殖するため、食後数時間で最も細菌が増殖します。また、就寝中は唾液や嚥下回数、口の動きの減少により、唾液による口腔内自浄作用が低下するため、覚醒時よりも細菌は増え続け、起床時に最も細菌が増加する傾向にあります[2]。したがって、毎食後の口腔ケアのなかでも、特に夕食後、就寝前の口腔ケアが重要とされます[1]。

2)回数の検討

　一方、絶食中の患者、口腔乾燥が強い患者、汚染状況がひどい患者などの要介護者に対しては、ケア回数を検討し、また粘膜ケアをプラスし対応していく必要があります。

　口腔ケアの回数による報告では、口腔内の細菌数は、口腔ケア後4〜5時間でケア前の細菌数まで戻るため、1日4時間毎の口腔ケアが必要[3]という報告があります。しかし多忙な看護業務のなか4時間毎に口腔ケアを行っていくことは現実的でありません。

　一方で、非経口摂取患者に対しての口腔ケア回数に関する報告では、1日1〜6回口腔ケアを行い、1日当たりの口腔ケア回数とケア後の細菌数を比較検討した場合に有意差はなかった[4]、あるいは6時間毎にブラッシングした場合と1日1回のブラッシング+6時間毎の綿棒清拭を行った場合、細菌数の増加に両者で有意差はなかったと報告されているものもあります[5]。これは、1日当たりの口腔ケア回数を増やしても、必ずしも恒常的な細菌数の減少にはつながらないことが示唆されています(ただし、意識レベルが低い人、う蝕、舌苔、口臭が強い人では、口腔内細菌数が増加する傾向があることが明らかになっています)。

　したがって、口腔ケアの頻度を考えるときには、回数に着目するのではなく、患者の口腔内の機能的状況をアセスメントし、個別的に回数を決定していく必要があると考えられます。

3)時間帯の検討

　口腔ケアを行う時間帯に関して、先に示したように就寝時に口腔内の細菌数が増えていくことを考えると就寝前に口腔ケアを行うことが理想的かもしれませんが、これも現在の看護勤務体制ではマンパワーの点から困難だと推測されます。

　口腔ケアの実施時間に関する検討では、健常者対象ですが、1日に1回、歯垢をしっかりと除去するような口腔ケアを行えば、朝・昼・夜のどの時間帯に行っても起床時の口腔内細菌数に差はなかった[6]という報告もあります。

　これらから、「口腔ケアを行う時間帯は、どの時間帯で行うか?」よりも、「どの時間帯ならしっかりと口腔ケアができるか?」に着目し、口腔ケアの時間帯を検討する必要があります。

　以上より、非経口摂取患者の口腔ケアの間隔(頻度)は、現状の看護体制と業務量を考えると、1日1〜2回の徹底したブラッシングと、口腔乾燥度などに合わせた口腔粘膜ケアを2〜6時間毎に組み合わせて考え

| 表1 | 非経口摂取患者に行う間隔・頻度（例） |

- 1日当たり1〜2回の徹底したブラッシング
- 2〜6時間毎の口腔粘膜ケア

POINT　「理想的」よりも、
「できる」時間帯に重点的に行う

ていくことが効果的ではないかと思われます（**表1**）。

　なお、ブラッシングを行ったのちには、歯肉ポケットや歯間からの汚染物（細菌等）の溶出に注意してください。われわれの検討において、口腔内の細菌数はブラッシング前に比べ、ブラッシング直後の方が増加する傾向があることが判明しています。したがって、特に徹底したブラッシングを行った際には、口腔内へ溶出した細菌を効果的に除去する必要があります[7,8]。

〈引用文献〉
1. 渡邊裕 編：口腔ケアの疑問解決Q&A. 学研メディカル秀潤社, 東京, 2013：14-15.
2. 藤田浩：口腔微生物叢―新図説口腔微生物. 学建書院, 東京, 1991：274-292.
3. 足羽孝子：口腔ケアの具体的な進め方―人工呼吸器装着患者. 最新口腔ケア, 照林社, 東京, 2006. 56-63.
4. 釜屋洋子, 他：非経口摂取患者における口腔内細菌と口腔ケア回数に関する検討. ヘルスサイエンス研究 2012；16(1)：19-24.
5. 西城久美子, 高橋育美, 他：口腔内細菌数の変化からみた6時間毎のブラッシングと6時間毎の綿棒清拭との比較. 日本看護学会・成人看護I 2008；39：259-261.
6. 道重文子, 他：口腔内細菌数と自覚感による口腔ケアの至適時間の検討. 徳島大医短紀要 2000；10：113-121.
7. 池田真弓, 三鬼達人, 松尾浩一郎, 他：口腔ケア後の汚染物除去手技の比較―健常者における予備的検討. 日本摂食・嚥下リハビリテーション学会誌 2013；17(3)：233-238.
8. Ikeda M, Miki T, Atsumi M, Inagaki A, Mizuguchi E, Meguro M, Kanamori D, Nakagawa K, Watanabe R, Mano K, Aihara A, Hane Y, Mutoh T, Matsuo K：Effective elimination of contaminants after oral care in elderly institutionalized individuals. *Geriatr Nurs* 2014；35(4)：295-299.

Part 3

11

三鬼達人

口腔ケアを効果的に継続するためには?

A 緊急性をアセスメントして、他職種の介入も検討する。
Answer 看護チーム内では評価・改善を繰り返す

口腔ケアは、時間的制約、知識・技術不足、患者の非協力的態度、あるいは他人の口を清掃するという心理的障壁などにより、適切に行われていないことが多くあります。また、患者の口が汚いのは看護の恥だと思ってしまい、自分たちだけで何とかしようと他職種の介入を拒むこともよく耳にします。

口腔ケアの考え方として、近年では、口腔ケアはケアだけにとどまらず、キュア（治療）という意味も含むと認識されつつあります。したがって、口腔ケアは病棟の看護師だけで行うものではなく、歯科医師、歯科衛生士、言語聴覚士ほかと連携し、チーム医療としてかかわっていくものと考え方を変えていく必要があるかと思います。

1 継続のための考え方

1) 他職種との連携

看護師は毎日、口腔ケアを行うものの、患者の疾患や、口腔内環境に影響を及ぼす因子を考慮したアセスメント、実践している口腔ケア方法の評価が不十分になることがあります。

口腔ケアを進めていくときには、そのときどきの患者の状態に合わせて口腔ケアを行っていく必要があります。具体的には、「①口腔ケアの必要度」「②難易度」「③緊急性」を常に念頭に置き、難しい場合は主治医・歯科医師ほかと連携を考えることが重要です。

①口腔ケアの必要度

意識障害などにより自力で口腔ケアを行えない患者はもちろんのこと、口腔ケアが十分にできない認知症患者や、歯科的ハイリスク患者（唾液分泌量低下、易感染性、出血傾向など）では、ケアの必要性は増し

ます。

ここで大切なことは、ケアが必要な人を見落とさない視点です。

②口腔ケアの難易度

口腔ケアの難易度は、「患者の協力度」「ケア実施に関連した安全性」「口腔の状態」の3要素からなります（表1）[1]。

③口腔ケアの緊急性

「歯が脱臼した[*1]」「出血が止まらない」「口腔内にカピカピの痰がこびりつき、呼吸困難を呈している」ときは、緊急性が増します。このような場合は、ただちに主治医や歯科医師に報告するとともに、適切な処置を迅速に行う必要があります。

以上のように、必要度、難易度、緊急性を大まかに把握することで、次の口腔ケアのアセスメントが的確になり、重点観察ポイントや見落としが少なくなり、"ここからは他職種に頼る"判断がつけられます。

2) 看護チーム内での連携

口腔ケアは、やりっぱなしではなく、いま行っているケアが本当に患者に適したものなのかを繰り返し評価・改善していくことが重要です。

①口腔のアセスメント・計画立案

口腔内の状態をOHAT等の評価スケールを用いてアセスメントすることで、見落としが少なくなります。また、口腔内の評価だけでなく、BDR指標などを用いて患者の自立度等をアセスメントすることも大切です。

これらの評価結果をもとにリスクを把握し、実際の口腔ケア計画を立案していきますが、このとき大切なことは、必要に応じて歯科医師への依頼や歯科との連携も視野に入れたうえで、病棟の看護業務量や勤務体

---

*1【歯の脱臼】＝歯を歯槽骨に固定している歯根膜が外力によって断裂することを歯の脱臼と呼ぶ。脱臼には歯が骨から完全に離れて、抜け落ちてしまう（脱落）完全脱臼から、一部の歯根膜が断裂しただけの不完全脱臼まで、さまざまな状態がある。

表1	口腔ケアにおける難易度 3 要素
種類	**要素**
患者の協力度	●意識障害や認知症などのためコミュニケーションが十分にとれず、ケアそのものの介入が難しいことがある ●このような症例の場合、どのようにケアを行っていくのかを考えることが必要
ケア実施に関連した安全性	●患者の協力度が良好でも、全身状態が不良あるいは不安定なときはケアが難しい ●このような場合は、患者の全身状態(バイタルサイン、血液データ、出血傾向、易感染状態など)を考慮したうえでケアを進める
口腔の状態	●開口制限、出血傾向、乾燥状態などを把握し、アセスメントへとつなげる

(文献1を参考に作成)

制を考慮し、ケアの方法・回数を決定していくことです。

②実践

口腔ケアの計画を立案できたら実際にケアを実践していきますが、このときに心がけておきたいのは、計画したケアプランは、患者にとって本当に適切なものかを考えることです。いくらしっかりとアセスメントし計画したとしても、実際に行ってみたら不十分であったということは多くあります。

また、患者や家族に対しての口腔ケアの指導も行っていく必要があります。

③評価・改善

口腔ケアを進めていくときには、定期的に評価・改善を行うことが大切です。口腔内状況が改善している場合やケア方法が合っていない場合があるからです。

評価を行うときには、口腔ケアの自立度についても随時評価を進めていきます。

〈引用文献〉
1. 岸本裕充, 塚本敦美:1章2 口腔のアセスメントおよびケア方法概論(1)口腔のアセスメント, 財団法人8020推進財団 編, 入院患者に対するオーラルマネジメント;2008:8-10.

〈参考文献〉
1. 日本口腔ケア学会学術委員会 編:口腔ケアガイド. 文光堂, 東京, 2012:10-19.

Part 3 口腔ケア

Column ❶

パルスオキシメータ測定中に注意したいこと

（三鬼達人）

スクリーニングテストの項（Part2-④）に、誤嚥のスクリーニングの1つとして、パルスオキシメータによって酸素飽和度（SpO_2）をチェックすることを説明しますが、ここでは、パルスオキシメータ測定中に特に注意したいことを示します。

●見た目の数値で判断しない

一般的なパルスオキシメータ測定中の注意点として、"数値が正常値を示していても、必ずしも呼吸状態が良好であるとは言えない"ことが示されています。

SaO_2（動脈血酸素飽和度≒SpO_2）とPaO_2（動脈血酸素分圧）の関係は酸素解離曲線で示されますが（図）、ここで注意しなければならない点は、PaO_2がどんなに上昇しても、SaO_2では100％が上限となることです。つまり、酸素投与中の患者が呼吸状態の悪化をきたし、PaO_2が150mmHgから100mmHgへ低下したとしても、パルスオキシメータではSpO_2値が100％を示しているので、その変化に気づくことができない恐れがあります。

また、パルスオキシメータは、酸素化の状態はモニタリングできますが、二酸化炭素の状態はわからないので、CO_2ナルコーシスには十分に注意する必要があります。

●測定部位によりSpO_2低下までの時間差がある

パルスオキシメータの測定部位は、前額部・耳朶・手指・足趾などがありますが、測定部位によって、SpO_2低下までの時間差が生じます。この時間差は、前額部→耳朶→手指→足趾の順になります。低酸素血症をきたした場合、SpO_2低下までの時間差は、耳朶での測定に対して手指測定では6秒、耳朶に対して足趾測定では63秒、手指に対して足趾測定では57秒の時間差を認めたとの報告もあります[1]。

したがって、SpO_2の変化を早期に捉えようとするならば、足趾での測定は推奨できません。

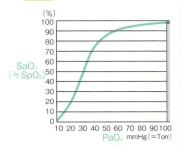

図 酸素解離曲線

SaO_2（%）	PaO_2（mmHg=Torr）
75	45
85	50
88	55
90	60
93	70
95	80
98	100

PaO_2の100mmHg以上は、パルスオキシメータでは測定できない

- 酸素飽和度は、血液中のヘモグロビンの何％が酸素と結合しているかを表したもの
- 酸素飽和度の測定方法には、血液ガス検査で求める動脈血酸素飽和度（SaO_2：arterial oxygen saturation）と、経皮的パルスオキシメータで求める酸素飽和度（SpO_2：percutaneous oxygen saturationまたはoxygen saturation by pulse oximetry）があり、臨床ではSpO_2が簡易的に用いられる

〈引用文献〉
1. Hamber EA, Bailey PL, James SW, et al.: Delays in the detection of Hypoxemia due to site of pulse oximetry probe placement. *Clini Anesth* 1999；11(2)：113-118.

〈参考文献〉
1. Wang TG, Chang YC, Chen SY, et al.: Pulse oximetry does not reliably detect aspiration on videofluoroscopic swallowing study. *Arch Phys Med Rehabil* 2005；86(4)：730-734.
2. Leder SB: Use of arterial oxygen saturation, heart rate, and blood pressure as indirect objective physiologic markers to predict aspiration. *Dysphagia* 2000；15(4)：201-205.

Part

4

間接訓練

1 ⋯⋯ 食べる前の準備としての嚥下体操をどのように行う?

2 ⋯⋯ 舌の訓練をどのように行う?

3 ⋯⋯ 口腔内の訓練をどのように行う?

4 ⋯⋯ 頬の訓練をどのように行う?

5 ⋯⋯ 頸部の訓練をどのように行う?

6 ⋯⋯ 咳嗽の訓練をどのように行う?

7 ⋯⋯ 胸郭の訓練をどのように行う?

Part 4

1 食べる前の準備としての嚥下体操をどのように行う?

都築智美

Answer 嚥下体操は、摂食前の準備体操や、基礎訓練として行われる。
嚥下に向けたリラクゼーションや運動機能の向上のため、早期から取り入れるとよい

嚥下体操は、食物を使わない間接訓練の代表的な方法です。

嚥下にかかわる器官のリラクゼーションや運動機能の向上を考え、早期から嚥下体操を取り入れるとよいでしょう。

1 嚥下体操の目的

食事は上肢や口腔、咽頭、喉頭を動かして行う運動動作です[1]。スムーズな嚥下運動を行うためには、頸部や体幹のリラクゼーション、呼吸のコントロールが必要になります。

また、口腔器官の動きを滑らかにするとともに、器官のはたらきを改善させ、「今から食べるぞ!」という意識をもつために行います。運動をする前の準備運動と同じで、いわゆる、食事の前の"心と体のウォーミングアップ"です。

2 嚥下体操の対象

嚥下体操は偽性球麻痺（仮性球麻痺）、高齢者全般、あるいはこれ以外でも患者の状態によって幅広く使われています。
①摂食をしていない時期に単独で実施する
②直接訓練を開始した時期に並行して実施する
③毎日の運動として定期的に実施する

このように、絶食の時期から、食事開始、毎日の食事場面など、さまざまな場面で適応があるため、目的に応じて適宜時間や種類、種目を選択します[2]。

3 嚥下体操の方法 （図1）

代表的な方法には「深呼吸」などの呼吸法や、「頸部」「肩部」「胸郭、体幹」「頬、舌、口唇」などの口腔、咽頭、喉頭にかかわる器官の運動や、発音訓練などがあります。

4 嚥下体操のポイント

まずはリラックスできる姿勢を整えてから始めます。深呼吸をして気持ちを落ち着け、緊張した筋肉をリラックスさせます。

図1の体操を全部行う必要はありません。麻痺や意識レベル、覚醒状態などによって、できる体操・できない体操があります。状態に合わせて運動を組み合わせるなどの工夫が必要です。

疲労感を感じないように、無理のない範囲で行いましょう。頸椎症など頸部の疾患がある場合は首の回旋運動を控えてください。状況によって個別で行うのか、あるいは集団で行うのかを選択してください。

〈引用文献〉
1. 清水充子：食前の準備. 向井美惠, 鎌倉やよい 編, 摂食・嚥下障害の理解とケア, 学研メディカル秀潤社, 東京, 2003：95-99.
2. 柴本勇：間接訓練. 藤島一郎, 柴本勇 監修, 動画でわかる 摂食・嚥下リハビリテーション, 中山書店, 東京, 2004：38-40.

〈参考文献〉
1. 北條京子, 前田広士, 土居加奈子, 他：ナースが行う基礎訓練と摂食訓練. 藤島一郎 編, ナースのための摂食・嚥下障害ガイドブック, 中央法規出版, 東京, 2005：94-95.
2. 日本摂食嚥下リハビリテーション学会医療検討委員会：訓練法のまとめ（2014年版）. 日本摂食嚥下リハビリテーション学会誌 2014；18(1)：55-89.

図1 嚥下体操の進め方(参考文献1、また「"藤島式"嚥下体操セット」を参考に撮影して作成)

 POINT 各2、3回ずつ行う

①リラックスした姿勢で深呼吸を行う

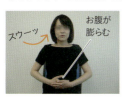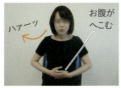

- 鼻から息を吸い込んで、口からゆっくり吐く
- 手をお腹に当て、吸うときは「お腹が膨らみ」、吐くときに「お腹がへこむ」腹式呼吸を行う

②首をゆっくり回す(左右とも)。その後、左右に首を曲げる

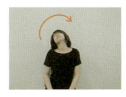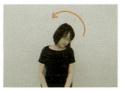
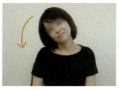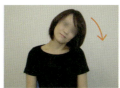

- 注意:頸椎など頸部の疾患がある場合は控える

③両肩を上げ下げし、ぐるぐると回す

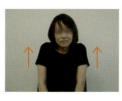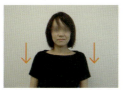

- 両肩をすぼめるように上に上げ、すっと力を抜く
- その後、両肩をぐるぐると回す

④背筋を伸ばして、軽く前後左右に身体を傾ける

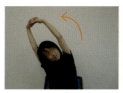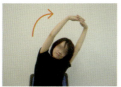

- 両手を上に上げ、手を組んで行う

⑤口を閉じたまま、頬を膨らましたりゆるめたりする

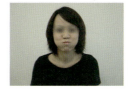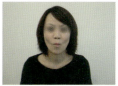

⑥口を大きく開いて舌を出す・引っ込める、舌で左右の口角や上唇、下唇をさわる

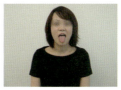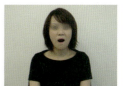
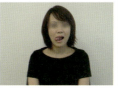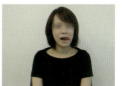

⑦発音をする

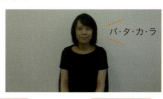

パ・タ・カ・ラ

パパパパパ =口唇の閉鎖機能を高める(口唇音)
タタタタタ =食物の取り込みを高める(舌尖音、歯茎音)

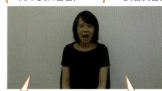

カカカカカ =送り込みの動作を高める
ラララララ =鼻咽腔閉鎖を高める

- 口の動作は大きめに
- 発音と組み合わせて、文章を話してもらったり、歌をうたってもらってもよい

Part 4

2 舌の訓練をどのように行う?

都築智美

Answer 重症度に応じて突出・挙上・側方運動を行う他動訓練を行う。
訓練は「他動運動」「自動運動」「抵抗運動」を組み合わせて行う

発話・咀嚼・嚥下はふだんなにげなく行っている動作ですが、舌はそれらのすべてにかかわる重要な器官です。食べものが口の中に長く停滞してなかなか飲み込まない、食事に時間がかかる、舌苔が多いといった場合は、舌の状態を評価し、適切な訓練を行う必要があります。

1 舌の機能

舌は、舌筋と呼ばれる筋肉の塊を粘膜が覆う形でできています。また、口唇とともに食物をいち早く捉え、安全かどうかを評価し、形を変えながら食物を移送します(表1)。

これらの機能が衰えてしまうと、送り込みや咀嚼だけでなく、嚥下運動そのものに大きな影響を与えてしまいます。

2 舌の運動障害の評価

健常な舌は、赤く弾力があり、自由に形を変え、口唇をなめたり、歯間に挟まった食べものを取ったりと自由に動きます。舌苔もほとんどないでしょう。

しかし、障害によっては舌がほとんど動かなくなることもあります。まず、舌の色調、弾力、汚染部位を確認し、舌が前後上下左右にどの程度動くのか、また舌の偏位(図1)の有無などを観察し、脳血管疾患などによる舌下神経麻痺の有無や廃用の程度をアセスメントすることが大切です。

水で湿らせてよく絞った綿棒を用いて、舌背がどの程度挙上し、口蓋と接するかを見ることもできます。これらの評価を訓練開始前に実施することは、その後の訓練効果を継続的に確認するためにも重要なことです。

3 舌の訓練

口腔周囲のリラクゼーションを図り、口腔内が清潔で湿潤していることを確認してから訓練を始めます。

1)舌の麻痺がある場合の対応

弛緩性の麻痺の場合(麻痺側の舌がダラーンと大きく見える)は、スプーンの背や舌圧子で舌をタッピングして刺激を与えます。

萎縮している場合(舌がしわしわで小さく見える)は、水で濡らし、固く絞ったガーゼで舌をくるみ、ストレッチをかけて引っぱり出します。

これらを状態に合わせて数回～10回、"1日に何セット"と組み立てて行うとよいでしょう。

2)舌背の挙上が弱い場合の対応

舌背の挙上が弱い場合(舌苔が多い、食物の送り込みが悪い)は、舌背挙上訓練を行うとよいでしょう(図2-①)。

3)全体的に動きが悪い場合の対応

全体的に舌の動きが悪い場合には、舌の突出・挙上・側方運動を、他動的に(看護師が動かして)始め、徐々に自分で動かす自動運動に移行できるように訓練を組み立てます(図2-②)。その後の抵抗運動は、個々の能力に応じて舌圧子やスプーンなどを使い、少しずつ負荷をかけていきます。

忙しい業務のなかで改めて訓練時間を設けることは難しいと思われがちですが、口腔ケア時に回数を決めて取り組むとよいでしょう。また、声を出す、話をする、歌をうたうなどもよい発声訓練になります。

表1 舌の機能

POINT 食事の時間が長くかかるなどの場合は、舌の異常も疑う

- ☐ 食物を受け取り、口腔内で移送・保持する
- ☐ 食物の物性を確かめる
- ☐ 口蓋とともに食物を押しつぶす
- ☐ 舌感覚を刺激して唾液の分泌を促す
- ☐ 食物と唾液を混ぜて食塊を形成する
- ☐ 嚥下時に食物を送り込む
- ☐ 舌の形を変えて音をつくる（構音）
- ☐ 舌根部粘膜の感覚受容器への刺激は嚥下反射を誘発する

図1 舌の運動障害の評価

例：右舌下神経麻痺がある場合

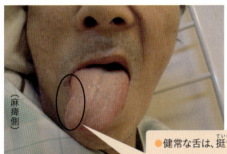
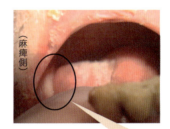

- 健常な舌は、挺舌（前に突き出す）のとき、まっすぐ前に伸びる
- 麻痺があると、麻痺側に向かって舌が伸びる（写真の状態）
- 麻痺側は動きが悪く、口蓋との接触面が少なくなるため、麻痺側の舌には汚れがつきやすくなる

図2 舌の運動

①舌背挙上訓練

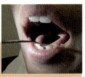

スプーンの背や、指を軽く舌の上に乗せる

↓

軽く力を入れ、舌を押す

↓

押す力に対抗して、舌を上にあげてもらう

↓

毎日行いながら、筋力の改善に応じて、力のかけ具合を調節していく

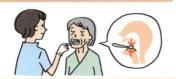

②舌の自動運動による訓練

- 舌を左右前後、上下に動かす運動
- 口腔内で、舌で歯をなぞりながら歯の本数を数える運動

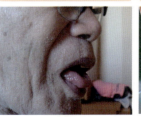
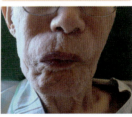

 POINT 髭剃りの際に舌で頬を押し出すなど、日常的な動作のなかでの訓練も有効

〈参考文献〉
1. 岡田澄子：摂食・嚥下訓練に興味をもったら、次に行いたいこと①冷圧刺激法、シャキア訓練、舌の訓練，特集 知ると変わる！ ナースの行う摂食・嚥下・口腔ケア，エキスパートナース 2008；24(3)：66-69.

Part 4

3 口腔内の訓練をどのように行う？

都築智美

Answer
「のどのアイスマッサージ」は嚥下反射を誘発するための方法である。のどのアイスマッサージは基礎的嚥下訓練としてだけでなく、摂食前の準備として、あるいは食事中に動きが止まってしまったときの嚥下反射惹起にも用いられる

　誤嚥性肺炎などを発症したことをきっかけに絶食期間が長期化している患者を見かけます。このような場合、いざ摂食を開始しようとしても、うまく嚥下反射が起こらず飲み込めないということが起こることがあります。

　このような場合、まず口腔内を刺激しながら嚥下反射を誘発していく訓練が必要になることがあります。

1 口腔ケアを行う

　健康な私たちでも、忙しくて何時間も食事や水分がとれず長らく何も口にしなかった場合、口腔内は乾き、唾液も少なくなり、自然に嚥下をする回数も減少しているでしょう。

　そのようなとき、次に食事をする場合は、口をゆすいだり、冷たい水をひと口飲むなどして、口腔内に食物を迎え入れる準備を自然にしているはずです。

　そう考えると、長期にわたって絶食になっている患者にとって、摂食開始前の口腔内の訓練は特別なものではなく、"口腔ケアを行うこと"が前提となります。

2 口腔内刺激訓練を行う

　口腔内を清潔に整えてから「口腔内刺激訓練」を行うことがあります。

　ケア時に冷たい水をつけた綿棒で軽くマッサージをして、唾液がうまく飲み込めていることを確認したら、好きな味を薄くつけて味覚を刺激する訓練です（**図1**）。好きな味を楽しむことは、その後の"食への意欲"にもつながります。

3 のどのアイスマッサージ

　凍らせた綿棒に水をつけ、前口蓋弓から舌根部、軟口蓋、咽頭後壁の粘膜面を軽くなぜたり、押したりします。このマッサージ効果によって嚥下反射を誘発する方法です。以下の患者に実施が可能です。

- 随意的な嚥下ができない
- 意識の低下や、指示に従わない
- 開口してくれない

　あるいは、以下のときの嚥下誘発にも有効です。

- 基礎訓練として
- 摂食の準備として
- 食事中に嚥下の動きが止まってしまったとき

　実施前に、口唇や口腔内をやさしく湿らせてから、徐々に口腔内に綿棒を入れていきましょう。具体的な方法を**図2**に示します。

　なお、咽頭反射（gag）が強い場合には行わないこと、綿が棒から外れないようにする、噛み込まないようにするなどの注意が必要です。

　また、食物を用いない訓練として、基礎的嚥下訓練として始めやすい訓練ですが、のどのアイスマッサージによりむせがひどくなる、呼吸が促迫になる、発熱などの症状があれば、唾液を誤嚥していることも考えるため、中止する場合があります。

　なお、嚥下反射を惹起させる方法には冷圧刺激法もあるので**コラム③**を参照ください。

〈参考文献〉
1. 行岡秀和：根拠に基づく口腔ケア. 照林社編集部 編, ナーシング・フォーカス・シリーズ 最新 口腔ケア. 照林社, 東京, 2001：23-27.
2. 北條京子, 前田広士, 土居加奈子, 他：ナースが行う基礎訓練と接触訓練. 藤島一郎 編, ナースのための摂食・嚥下障害ガイドブック, 中央法規出版, 東京, 2005：96.
3. 日本摂食嚥下リハビリテーション学会医療検討委員会：訓練法のまとめ（2014年版）. 日本摂食嚥下リハビリテーション学会誌 2014；18(1)：55-89.

図1　口腔内刺激訓練

冷水を含ませた綿棒で軽く口腔内をマッサージする

唾液の処理がうまくできるのを確認したら…

患者の好みの味を綿棒に含ませて、口腔内を刺激

味覚を刺激することで、覚醒の改善が期待できる場合がある

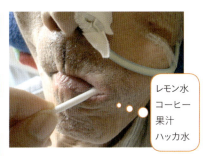
レモン水
コーヒー
果汁
ハッカ水

 POINT このとき、味覚の刺激で唾液も出やすくなるので、誤嚥しないための**姿勢調整も必要**

図2　のどのアイスマッサージ

主な対象者と方法
- ☐ 嚥下反射が起きにくい、または遅れてしまいむせが多い
- ☐ 長期間の絶飲食
- ☐ 常に咽頭付近でゴロゴロと唾液が貯留
- ☐ これから直接訓練を始めたい
- ☐ 随意的な嚥下ができていない
- ☐ 意識の低下、指示に従えない
- ☐ 開口してくれない

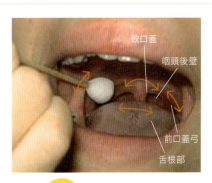
軟口蓋
咽頭後壁
前口蓋弓
舌根部

 POINT **軽くなぜる、押すなどのマッサージとする**

- ●必要物品：アイス綿棒（あらかじめ湿らせ冷凍した綿棒を準備するか、氷水を準備し、綿棒をそのつどひたし、固く絞って使用してもよい。市販のアイスマッサージ用綿棒もある）
- ①座位をとる、またはギャッチアップをし、体位を整える
- ②口腔ケアを行い、口腔内を清潔にする
- ③口唇や口腔内を十分に湿らせる
- ④開口を促し、アイス綿棒で、前口蓋弓、舌根部、咽頭後壁の粘膜面を軽くなぜたり押したりしてマッサージする
- ⑤綿棒を抜く
- ⑥嚥下を促す（自己にて閉口できない場合は、手伝って閉口させる）
- ⑦数秒待っても嚥下が起こらなければ、もう一度刺激をする

効果

①刺激中に嚥下が起こる
②刺激後に嚥下が自発的に起こる
③刺激後に嚥下すると、嚥下反応惹起までの時間が短縮する

Part 4

4 頬の訓練をどのように行う?

都築智美

Answer 口腔ケアの際にマッサージを行う。
頬を膨らませる練習は、楽しめる用品を利用するとよい

食物を食べるとき、私たちの頬は大きく動いています。逆に頬を動かさずにものを食べることは不可能でしょう。ふだん、なにげなく行っている摂食動作ですが、何らかの原因で頬や顔全体の動きが悪くなると、"食べる"という動作は成り立ちません。

1 頬の機能

頬は「口腔の壁」として働いています。前方は口唇とつながり、口唇を取り囲むように口輪筋・大頬骨筋・口角挙筋・笑筋・頬筋といった筋肉があり（**図1**）、これらのはたらきで表情をつくっています。

また、頬は口唇とともに口腔内圧を保持したり、舌とともに、口腔内の圧を変化させたりするはたらきがあり、食べものを口腔内に保持したりうどんをすすったりなど、食物を移送したりするのにとても重要です（**表1**）。

また、上の奥歯近くの頬の内面には耳下腺乳頭部と呼ばれる唾液腺の出口があり、唾液の分泌にも大きなかかわりを持っています。

2 頬の動きの評価

まず表情を観察します。左右で頬の高さに差がないか、会話をするときに表情筋の動きはどうかを見ます。

また、鼻深溝のシワの左右差は脳血管疾患などによる顔面神経麻痺の有無のアセスメントに役立ちます。

頬を膨らませることやすぼめることができるか、発声時に口唇音（パ行）の発音ができるかどうかは、頬のみでなく、口唇の動きや他の器官との協調も一緒に評価できるので、ぜひ確認してください。

3 頬の訓練

頬の機能を踏まえ、口唇の機能改善とともに頬の訓練を行っていきます（**図2**）。

頬は口唇とつながっているので、頬を膨らませたり、すぼめたりするには口唇をしっかり閉じる必要があります。どちらかではなく、双方を鍛えると考えるとよいでしょう。まず頬全体をてのひらで包みこみ、円を描くようにゆっくりストレッチをかけながらマッサージします。

頬の内側は口腔ケアの際に、スポンジブラシや指などでストレッチをかけます。意思疎通が図れ、自動運動が可能になれば、「口すぼめ」や「頬膨らまし」などを行うとよいでしょう。訓練の理解ができなくても、紙風船を膨らませる、蛇笛を利用するなど、慣れ親しんだ玩具を利用すると、自然な動きが引き出せ、うまくできることがあります。

〈引用文献〉
1. 山田好秋:よくわかる摂食・嚥下障害のメカニズム. 医歯薬出版, 東京, 2004:35.

〈参考文献〉
1. 照林社編集部 編:ナーシング・フォーカス・シリーズ 最新 口腔ケア. 照林社, 東京, 2001:7, 23-27.

図1 頬の周囲の筋肉

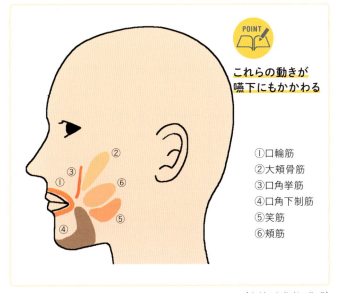

POINT これらの動きが嚥下にもかかわる

①口輪筋
②大頬骨筋
③口角挙筋
④口角下制筋
⑤笑筋
⑥頬筋

（文献1を参考に作成）

表1 頬の機能

☐ 食物を噛み砕くとき、舌と協調して食物を下顎の歯の上に乗せ、そこに保持する
☐ 舌と頬とで互いに歯を押し合い、歯並びを保つ
☐ 舌とともに、口腔内を陰圧（吸い込む）、または陽圧（吹き出す）にする
☐ 口唇とともに、口腔内圧を保持する
☐ 表情をつくる

図2 頬の訓練

スポンジブラシや綿棒、介助者の指などで口腔内を軽くマッサージする

口唇から頬に向かって軽くストレッチをかけながら、ゆっくり上下に数回マッサージする ▶▶▶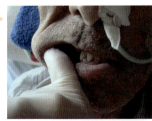

頬と同様、口唇周囲の筋群もマッサージする ▶▶▶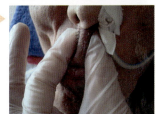

口頭指示に従えるようになれば、患者自身で「口すぼめ」や「頬膨らまし」などを行ってもらう

口頭指示が伝わりにくい場合は、「蛇笛を吹く」「紙風船を膨らませる」などの遊びをとり入れる ▶▶▶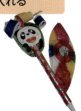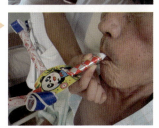

 POINT 頬と口唇はつながっているので、両方鍛えられるように行う

Part 4

5 頸部の訓練をどのように行う?

都築智美

Answer 頸部の可動域訓練、頸部の喉頭挙上を促す訓練は、嚥下運動に役立つ。
姿勢調整などにより、頸部に過緊張が起こらないようにする

　頸部が後屈したまま拘縮してしまっている患者を見たことがありませんか? また、頸部周囲が過緊張の状態になっていませんか?
　そのような状態では、頸部が気道確保の姿勢になっていたり、姿勢が安定しないなどから誤嚥のリスクが高くなります。摂食開始前から頸部の訓練が重要です。

1 嚥下と頸部の関係

　顎・口腔・頸部周辺には多くの筋群が密集しており、特に前頸部には嚥下運動に直接的にかかわる筋群が存在しています(図1)。特に嚥下運動にかかわる喉頭挙上には、舌骨上筋群が重要です。
　これらの動きが拘縮などにより動くことができず、互いにうまく協調しなくなった場合、摂食嚥下の一連の運動はうまくいきません。
　また、「食べる」動作は顎・頸部・肩甲骨・鎖骨・肩関節などの動きがスムーズに行われてはじめて安定します(図2)。特に頸部や上肢は食物の取り込みといった直接的な動きだけではなく、その活動を支える"姿勢の保持"という大切な役割を担っています。

2 頸部の可動域訓練

　大切なのは"頸部周囲の拘縮を防ぐ"ことです。急性期の状態では安静や治療が優先されますが、可能な範囲で頸部の可動域訓練(前屈、後屈、左右の回旋など簡単な運動)を行い、拘縮を防ぎましょう(図3)。
　そして離床の訓練を進めるとともに、頸部のリラクゼーションを行います。緊張が強い場合は蒸しタオルなどで温めながら行うとリラックス効果があります。

3 喉頭挙上を促す訓練

　喉頭の挙上が十分にできず、食道入口部の通過が不良なケースでは咽頭残留や誤嚥を呈する恐れがあります。このようなケースには、喉頭の前上方運動を改善して食道入口部の開大を図ることを目的としたシャキア訓練(図4)や嚥下おでこ体操(図5)、メンデルゾン手技(図6)などが有効です。それぞれの方法と効果を図に示します。

〈引用文献〉
1. 井出吉信:摂食・嚥下に関与する筋. 才藤栄一, 向井美惠 監修, 鎌倉やよい, 熊倉勇美, 藤島一郎, 他編, 摂食・嚥下リハビリテーション 第2版, 医歯薬出版, 東京, 2007:47.

〈参考文献〉
1. 才藤栄一, 向井美惠 監修, 鎌倉やよい, 熊倉勇美, 藤島一郎, 他編:摂食・嚥下リハビリテーション 第2版, 医歯薬出版, 東京, 2007:44-50, 182-184.
2. 鎌倉やよい 編, 鎌倉やよい, 藤本保志, 深田順子 著:嚥下障害ナーシング, 医学書院, 東京, 2000:108-109.
3. 藤島一郎:知っておきたい嚥下訓練 呼吸リハビリテーション 第2回 嚥下筋力強化訓練 頭部挙上訓練. 嚥下医学 2012;1(2):332-324.
4. 日本摂食嚥下リハビリテーション学会医療検討委員会:訓練法のまとめ(2014年版). 日本摂食嚥下リハビリテーション学会誌 2014;18(1):55-89.

図1 前頸筋

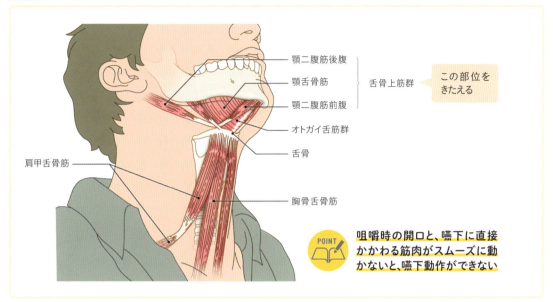

（文献1を参考に作成）

図2 頸部周囲のはたらき

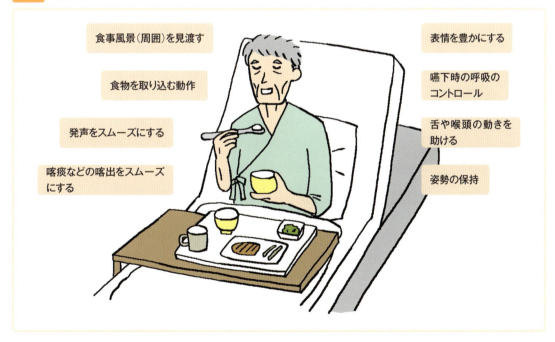

図3　頸部の訓練

首を5〜10秒程度、ゆっくり前後左右にストレッチする

左右の回旋運動をゆっくり行う
- 行う際は無理に押したり回したりしない
- 緊張が強い場合や、ストレッチをはじめて行う際は、蒸しタオルなどを利用し、緊張をほぐしながら行う

頸部とともに、肩関節も回旋する

患者が自分で動かすことができる場合は、「肩の上げ下げ」「回旋運動」を声をかけながら行ってもらう

POINT 急性期の段階から、可能な範囲で頸部の運動を心がける ただし、頸椎疾患では注意が必要

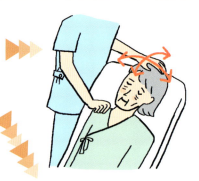
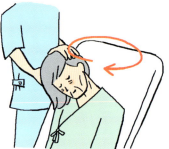

図4　シャキア訓練：頭部挙上訓練（head raising exercise）

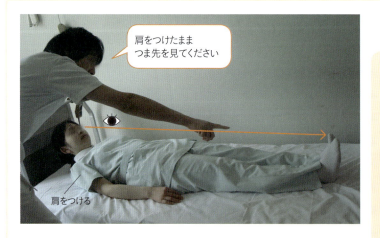

肩をつけたままつま先を見てください

肩をつける

方法
① 仰臥位で両肩をつけたまま、つま先を見るように頭部を挙上する（このとき舌骨上筋群を意識させる）
② 頭部を挙上させたまま1分間維持する
③ 1分間のインターバルを置く
④「①」〜「③」を3回繰り返す
⑤ 肩をつけたまま、頭部のみを上げて降ろす動作を30回繰り返す

効果
- 舌骨上筋群など、喉頭にかかわる筋力の強化により、咽頭の前方上方運動を改善して食道入口部の開大を図る
- その結果、食塊の通過の促進や、咽頭残留を少なくすることが期待できる

これを1セットとして、1日3セット程度を6週間以上行う

＊ただし、実際にすべてを行うことは、かなりの体力を要するため、個々の筋力に応じて、持続時間や回数を設定する
＊頸部運動に危険がある場合や、心疾患の患者は医師と相談が必要

図5　嚥下おでこ体操

方法
① 額に手をあてて、おでこに抵抗を加える
② 頭が動かないように手で押さえながら、おへそを覗き込むように強く下を向く
　次の2つの方法で実施する
　a. 持続訓練：ゆっくり5つ数えながら持続して行う
　b. 反復訓練：1〜5まで数を数えながら、それに合わせて下を向くように力を入れる

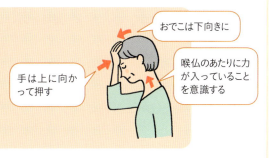

おでこは下向きに
手は上に向かって押す
喉仏のあたりに力が入っていることを意識する

効果
- 舌骨上筋群など、喉頭にかかわる筋力の強化により、咽頭の前方上方運動を改善して食道入口部の開大を図る
- その結果、食塊の通過の促進や、咽頭残留を少なくすることが期待できる
- 即時効果もあるため、食前に実施するとよい

＊反対の手で、喉仏を触れると、筋肉の収縮がわかりやすい
＊臥位がとりづらい円背の高齢者や片麻痺がある方にも実施しやすい

図6　メンデルゾン手技

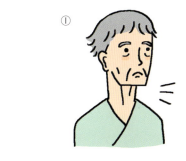
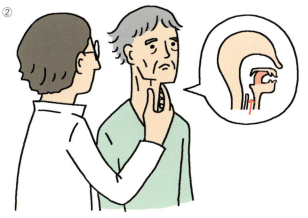

方法
① 息をこらえて、舌を上顎に押しつけるように嚥下させる
② 喉頭が"最も高い位置で""数秒間"止めるように指示する
③ 力を抜いて、嚥下前の状態に戻すように指示する

＊初めは、訓練者が手を添えて喉頭の挙上を介助するのもよい

効果
- 舌骨の喉頭挙上の運動範囲の拡大
- 挙上持続時間の延長を図る
- その結果、咽頭残留を少なくする
- 欠点として、患者に方法を指示するのが難しいことがある

Part 4

6 咳嗽の訓練をどのように行う?

都築智美

Answer 呼出力が足りない場合、座位や立位を促進していく。
難しい場合はベッド上での頭部挙上を行い、腹筋をつけるようにする

摂食嚥下障害患者では、呼吸機能、咳嗽機能が障害されていることが多いため、気道内分泌物や誤嚥物を喀出することが困難なケースが見られます。

このような場合には、咳嗽能力を正しく評価し、アプローチする必要があります。

1 咳嗽のはたらき

急いで食事をしたときや、おしゃべりをして笑いながらものを食べているときに、不意に食物が気管に入りかけ、むせたという経験があるでしょう。そのとき私たちは激しく咳をして喀出したのではないでしょうか?

健常な場合は、この咳反射による気道防御機構がしっかりはたらくため、危うく誤嚥しかけても食物が気道に入ることがなく大事に至りません。

しかし、摂食嚥下障害患者や高齢者では、この作用がうまくはたらかず咳嗽ができない、あるいは弱いため、食物が気道に入り、誤嚥性の肺炎を発症し、重症化してしまうケースがあります(図1)。

2 咳嗽能力の評価

まず、口頭で「咳をしてください」と指示を出し、どの程度の咳嗽ができるのか、咳嗽能力のレベルを確認しましょう(表1)。

咳嗽能力が不十分な場合は、吸気が十分に行えず、その後の咳に至らないという吸気量の問題なのか、声門閉鎖に問題があるか、呼気時に十分な腹圧をかけられないという呼出力の問題なのかを評価することが大切です。

また、実際の摂食場面でのむせが見られるかどうか、喀痰の吸引が必要な場合は、吸引の刺激によっ

て咳反射があるかどうかといった評価も重要です。

3 咳の訓練

咳嗽には、十分な吸気と強制的な呼気能力が必要になります。咳嗽訓練時には、できるだけ深く吸気を行わせてから、強い咳をするように指示をします。

1)吸気量が不足している場合

息を十分吸い込まずに咳をしてしまう場合は「吸気量の問題」ととらえ、胸郭の訓練を行います(Part4-7参照)。

2)声門閉鎖不全の場合

「声門閉鎖の問題」であれば、息こらえ嚥下(Part5-7参照)や、咳嗽訓練(図2)、呼気時に「あー」と声を出し、発声をなるべく長く持続させる発声訓練をしましょう。

3)呼出力が不足している場合

「呼出力の問題」であれば、腹筋群を中心とした呼息筋群の強化を考え、座位や立位をとる訓練を進めていくことが大切です。

座位が難しい場合でも、ベッドサイドで頭を少し持ち上げるなどして、腹筋の強化に努めるとよいでしょう。また、ふだんから基礎訓練として、意識的な咳嗽訓練(図2)を行っていきましょう。

あまり激しく行うと、嘔吐が誘発されることがあるので注意が必要です。

〈参考文献〉
1. 小山珠美:脳損傷の伴う摂食・嚥下障害 経口摂取標準化ガイド,日総研出版,名古屋,2005:330-331.
2. 才藤栄一,向井美惠 監修,鎌倉やよい,熊倉勇美,藤島一郎,他編:摂食・嚥下リハビリテーション 第2版,医歯薬出版,東京,2007:195-198.

図1 咳嗽のはたらきと評価

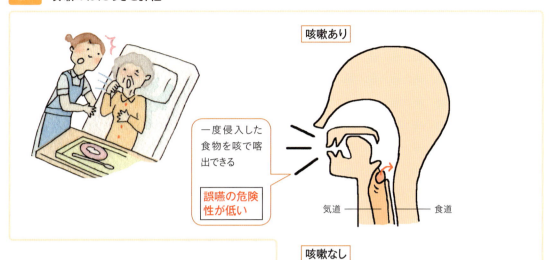

表1 咳嗽の評価

項目	評価ポイント
咳嗽の強さ	☐ 強い ☐ 弱い
咳嗽の効果	☐ 分泌物が排出できる ☐ 分泌物が排出できない
問題となる要因	☐ 吸気量の不足 ☐ 声門閉鎖不全 ☐ 呼出力の不足
その他	☐ 吸引時の咳嗽反射 ☐ 摂食場面のむせの状況

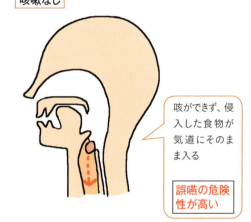

図2 咳嗽訓練

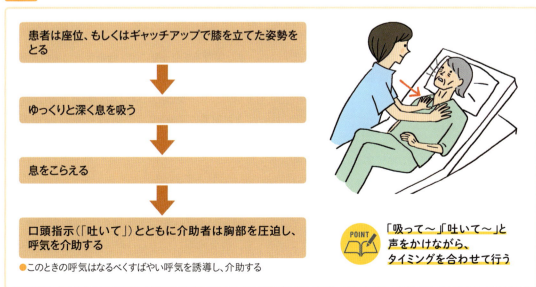

Part 4

7 胸郭の訓練をどのように行う?

都築智美

Answer 深呼吸や腹式呼吸を行うことで、気道分泌物の排出の促進や胸郭の拡大、胸郭のリラクゼーションを促す

　嚥下活動と呼吸活動は、互いに生命維持に不可欠です。

　また「ものを食べる」「呼吸する」という運動は多くの器官を共有して成り立ちますが、互いの運動が一緒に起こることはありません。嚥下時には「嚥下時無呼吸」という現象が起こり、呼吸を止めています。この調和をうまく保ち、安全に摂食を進めるためにも、呼吸を整えることは重要なポイントになります。

1 呼吸のしくみ

　呼吸運動は胸郭の拡大と縮小、横隔膜の上昇・下降など、胸腔内容積を変化させることによって行われています。

　吸気は横隔膜の作用により起こり、胸郭が広がります。呼気は吸気により広がった胸郭の弾性により行われます。これらが作用する際には呼吸補助筋と呼ばれる多くの筋肉が作用し(図1)、さらに胸郭以外にも頸部周囲や体幹まで幅広く分布します。

　特に呼吸状態が安定しない状態では、呼吸が努力性になるので、全身的に筋の緊張が高まり、筋活動が増加することになります。したがって、摂食を開始する際に呼吸が整っていないと、生命維持のために"酸素を取り込む動作"が優先され、摂食動作への移行がうまくいかず、嚥下運動と呼吸運動のリズムが崩れ、誤嚥のリスクが高まることになります。

2 胸郭の訓練

　呼吸運動の調節、呼吸と嚥下の協調性の向上、換気の改善などを目的に、可能な範囲で急性期から呼吸の訓練を始めましょう。代表的な方法は口すぼめ呼吸と深呼吸です。

　呼吸評価を行いながら(表1)、全身状態を観察します。

1)口すぼめ呼吸

　口をすぼめてゆっくりと息を吐く呼吸法で、呼吸の調整に有用です。

　この呼吸法により、軟口蓋が挙上して鼻咽腔が閉鎖することも確認されています[1]。

2)深呼吸と腹式呼吸

　深呼吸は、胸部の十分な拡張とともに随意的にゆっくりと大きな吸息と呼息を行うもので[1]、嚥下前にリラクゼーションとして行われることが多いでしょう(図2)。鼻からゆっくり深く息を吸い、リラックスした呼息を意識して吐きましょう。

　腹式呼吸は、横隔膜の運動を増大させることで、呼吸運動に伴う腹部の動きを強調させる呼吸法であり、効率のよい呼吸法です[1]が、実施困難な症例も少なくありません。

　また深呼吸を行う際には、咽頭付近に唾液や痰が貯留していると吸気時に気道に吸引してしまう恐れがあるので、しっかり除去(吸引)してから行いましょう。

　なお胸郭の訓練を自力でできない場合は、介助者の手で補助をしてください。

3 排痰法

　摂食嚥下障害では、咳嗽能力が低下し、気道分泌物などを喀出することが困難なケースを多く見かけます。排痰法とは、これらの排出を促進・支援する方法です。

　気道内に貯留している分泌物が、「末梢肺領域にあ

図1 呼吸補助筋

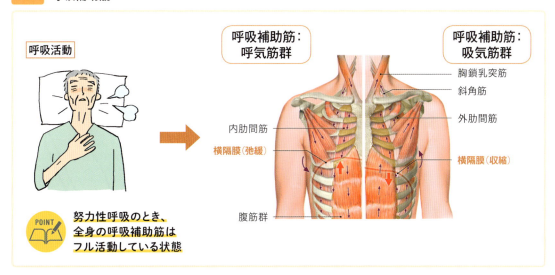

POINT 努力性呼吸のとき、全身の呼吸補助筋はフル活動している状態

表1 呼吸の評価項目

項目	評価ポイント
呼吸の性質	□ 正常（安楽性） □ 努力様
呼吸数	□ 頻呼吸 □ 呼吸数低下 □ 無呼吸の有無
呼吸のリズム	□ 一定 □ 不規則
緊張度	□ 呼吸補助筋の緊張の有無 □ 呼吸補助筋の緊張の程度
胸郭の状態	□ 胸郭の運動の大きさ □ 柔軟性 □ 肋骨の可動性
その他	□ 呼吸異常音の有無 □ 酸素飽和度の数値 □ 喀痰の量 □ 喀痰の性質

るか」「中枢気道にあるか」などを評価して、適応を決めていきます。末梢肺領域にあると考えられる場合のスクイージングを図3に、中枢気道にあると考えられる場合のハフィングを図4に示します。スクイージングで中枢気道に分泌物を移動させ、ハフィングで喀出するようイメージするとわかりやすいでしょう。

〈引用文献〉
1. 神津玲：呼吸訓練．才藤栄一，向井美惠 監修，鎌倉やよい，熊倉勇美，藤島一郎，他編，摂食・嚥下リハビリテーション 第2版，医歯薬出版，東京，2007：195-198．

〈参考文献〉
1. 谷本普一：呼吸不全のリハビリテーション 第2版．南江堂，東京，1996：15．
2. 小山珠美：脳損傷の伴う摂食・嚥下障害．経口摂取標準化ガイド，日総研出版，名古屋，2005：242-262．

Part4 間接訓練

図2　胸郭の訓練

鼻からゆっくり息を吸い、口をすぼめてゆっくり吐く

- このとき、なるべく胸郭が大きく開くことを意識して、両手を上げるように介助する
- 片麻痺がある場合は非麻痺側で行うが、麻痺側は非麻痺側の手で補助したり、介助者が補助して行うとよい

腹式呼吸を意識する

- 介助者の両手をそれぞれ、胸部と上腹部に置く
- ゆっくりと息を吐き出させる
- 呼気を誘導するように、腹部を静かに圧迫する
- 吸息は、腹部を広げる感じで行うように指導する

自力での深呼吸ができない場合は、介助者が胸郭の動きを補助する

- 介助者の両手を胸部に当て、呼吸に合わせて胸郭を補助する
- 本人の呼吸に合わせる。無理に押さえないように注意する

POINT　ベッドサイドを訪ねたら、数回ずつ行うとよい

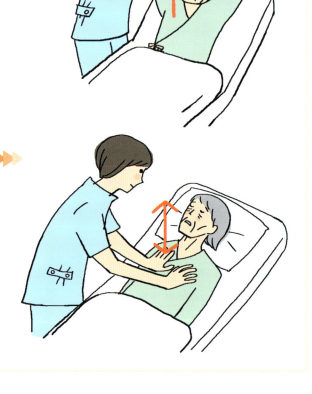

図3　スクイージング（squeezing）

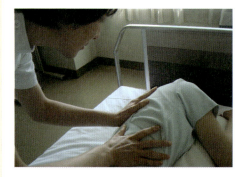

① 聴診で痰が貯留している箇所を予測し、その部位を上側にした体位をとる
② 呼気時に胸郭の動きに合わせて、軽く圧迫する
＊息を吐くことを助けることで、末梢にある痰を気管のほうまで持ってくるのが目的

図4　ハフィング（huffing）

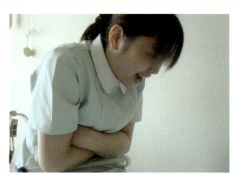

① できるだけ深くゆっくり、十分に息を吸い込む
② 呼気を強く速く行う「ハッハッハッ」
③ これを3～4回繰り返す
＊頭部が気管よりも低くなるような前傾姿勢をとらせ、重力が利用できると、排出効果が高まる

\ Column ❷ /

間接訓練の選択と進め方で
注意したいこと

（三鬼達人）

間接訓練にはたくさんの種類があり、数ある訓練のなかから対象の患者に合わせた訓練を選択することは大変困難です。そこで、間接訓練の選択や進め方、注意したいことについて基本的な考えを紹介します。

●間接訓練の選択と評価

1. 誤嚥の原因と優先順位の確認

間接訓練は、基本的に誤嚥の最大原因となっている問題を捉えて選択します。また、対象者の状態に合わせて訓練の優先順位をつけます（例：舌の動きが悪くて送り込みや咀嚼が上手にできない場合は、舌の訓練を集中的に実施する）。

2. 負荷量、回数の検討

次に、患者の状態に合わせて訓練の負荷量や回数を決定します。

3. 訓練の開始

訓練の優先順位と訓練の強度、回数が決定したら、重要度の高い訓練から開始します。

4. 評価

定期的に訓練内容や訓練の強度、回数が適切であるかを評価します。

●評価の際は大きい部位から細かい部位をみる

食事のときには、口や喉だけを使って食べているのではなく、身体のさまざまの部分を使って食べています。したがって、患者の状態を評価するときには、体幹、四肢（特に上肢）、頸部、口腔周囲、口腔内と、大きい部位から細かい部位をみていくように心がけます。

また、評価をするときには、麻痺や筋力低下といった問題だけに着目するのではなく、それらの問題がどのように患者の能力障害を引き起こしているかと考え、訓練を決定していくことが重要です。

●進行性疾患や過度の運動・訓練に注意

訓練内容を決定するときの注意点としては、筋萎縮性側索硬化症や重症筋無力症などの進行性疾患・筋疾患では、訓練の結果、かえって筋力低下をきたし病状を悪化させてしまうことがあるので慎重な対応が必要となります（**Part6-4**参照）。

また、過度の運動・訓練によって運動機能低下や障害（過用症候群：overuse syndrome）が起こることもあるので、訓練の選択は専門家に相談しながら行うのが懸命です。

\ Column ❸ /

のどのアイスマッサージと
冷圧刺激法の違い

(三鬼達人)

「のどのアイスマッサージ」と「冷圧刺激法
(thermal-tactile stimulation)」は臨床の
現場で混同され、「アイスマッサージ」と一括して
表現されることが多く見受けられますが、この2つ
の訓練法は同義ではありません。

それぞれの訓練方法の意義と方法について説
明します。

●のどのアイスマッサージ
（Part4-3参照）

意義：凍らせた綿棒に水をつけ、前口蓋弓の
みならず、舌根部や咽頭後壁の粘膜面を軽くな
ぜたり、押したりして、マッサージ効果により嚥下
反射を誘発する方法です。

主な対象者：随意的に嚥下ができない患者
や意識が低下している、指示に従えない、開口し
てくれないなどの患者。

具体的な方法：前口蓋弓から咽頭絞扼反射
が消失している患者では、舌根部から咽頭後壁
まで刺激し、その直後に空嚥下を促します。

本法は、基礎的嚥下訓練としてばかりでなく、
摂食前の準備として、あるいは食事中に動きが止
まってしまったときの嚥下誘発にも広く用いられ
ます。

●冷圧刺激法
（Thermal-tactile stimulation）

意義：前口蓋弓に冷温刺激や触圧刺激を加
えることで、嚥下反射を惹起させる方法です。

刺激によって繰り返し嚥下反射を惹起させる
ことで、嚥下関連筋群の筋力増強と嚥下の協調
性を改善させる効果があります。本法では、gag
reflex（絞扼反射、咽頭反射）を引き起こさない
部位として、前口蓋弓が選ばれます。

主な対象者：嚥下反射惹起不全患者。

具体的な方法：凍らせた綿棒、氷で冷やした
間接喉頭鏡、舌圧子、スプーンなどを用いて、口
腔咽頭境界または口蓋弓に対して冷刺激を行い
ます。

このとき、レモン水を使用することもあります。方
法は、患者に開口してもらい、凍らせた綿棒や氷
で冷やした喉頭鏡などで前口蓋弓を軽く圧迫し
ながらこすり、数回刺激後、閉口し、空嚥下をして
もらいます。

なお、本法では刺激直後の嚥下反射の惹起は
早まるものの、持続効果は期待できないとされて
いるので注意してください。

〈参考文献〉
1.Rosenbek JC, Robbins J, Willford WO, et al.:
　Comparing treatment intensities of tactile-thermal
　application. *Dysphagia* 1998; 13(1): 1-9.
2.藤島一郎：脳卒中の摂食・嚥下障害. 医歯薬出版, 東京,
　1993：88-89.
3.倉智雅子：Thermal stimulationの意義と方法―アイスマッ
　サージとの違いは?. 吉田哲二 編, 嚥下障害Q＆A, 医薬ジャ
　ーナル社, 大阪, 2001：178-179.

Part

5

食事介助と
直接訓練

Part 5　直接訓練

1	食事の情報共有はどのように行う?
2	食事の粘度調整(とろみのつけ方)はどのように行う?
3	食事時の環境調整はどのように行う?
4	食事時の姿勢調整はどのように行う?
5	姿勢が崩れる患者での留意点は?
6	食事介助で注意したいことは?
7	食事中の誤嚥を防ぐための方法は?
8	食事を中止しなければならない場合とは?
9	食事終了後の姿勢調整はどのように行う?
10	食事の段階を上げる基準は?

Part 5

1 食事の情報共有はどのように行う?

三鬼達人

Answer 患者の「病歴」「治療内容」「リスク」の情報を共有しながら、退院後の状況も見据え、医療者側と患者側の環境調整を行う

　摂食嚥下障害患者は常に「窒息」「誤嚥性肺炎」といったリスクを伴うため、特に食物を用いた直接訓練を開始しようとするときには、安全に訓練が進められるよう、適切な環境を調整する必要があります。

1▶医療者側の環境調整

　摂食嚥下障害患者の多くに脳血管障害などの基礎疾患を伴うため、摂食嚥下ケアを行うときは、対象患者の病歴や、現在行われている治療の状況について、スタッフ間で情報を共有しておく必要があります。そして対象患者のリスクはどこにあるのかを詳細に検討します。

　例えば、「覚醒状態に変動があるから、窒息の可能性が高くなる」「認知症で、食事に集中できない」「認知症で、詰め込んで食べる可能性がある」「誤嚥性肺炎の既往があるから、不顕性誤嚥のリスクが高まる」など、個々の症例に応じたリスク状態を確認しておく必要があります。

　また、嚥下機能を評価するときや直接訓練を開始するときに、誤嚥や窒息といった不測の事態に備えて「スタッフが多く勤務する昼間を選択する」「専門的な知識を有した看護師が実施する」「吸引器を準備する」などのリスク管理を行うことも、環境調整の1つです。

2▶患者側の環境調整

　患者側の環境調整としては、まず、患者自身が摂食嚥下ケアを実施できる環境にあるかを確認しましょう。「覚醒状態はよいが食べる意思があるか?」「認知症の問題はないか?」「口腔内や咽頭の衛生状態はよいか?」「頸部や体幹の筋緊張は高くないか?」などがありますが、いずれにしても心身の準備を整えることが必要です。

　特に高齢者では、脳血管障害による認知症や加齢による認知症などから、集中力の低下や注意障害が問題となることが多くあります。これらでは誤嚥や窒息といったリスクがさらに高くなるので、病室で行うときは、「カーテンを閉める」「テレビやラジオを消す」、食堂などで行うときは「出入り口付近を避ける」「にぎやかな他の患者や介助者などの近くを避ける」など、嚥下に集中できるような静かな環境を提供する必要があります。

3▶在宅を見据えた環境調整

　直接訓練をスタートさせるときには、患者を取り巻く環境に着目し、家族背景や退院後の介護状況、転院先の摂食嚥下リハビリテーションの実施状況などを確認する必要もあります。特に近年、核家族化の問題や高齢の配偶者が障害者を介護しなければならない問題があるので、対象者がどのような経過をたどるのか確認したうえで、摂食嚥下ケアを進めていきましょう。

　在宅で摂食嚥下ケアを実施できそうな場合は、訓練中から家族に対して指導を行うことも必要になります。指導内容は、ケアの方法はもちろんのこと、施行者が窒息や誤嚥への対処方法に熟知していることが必要です。また、吸引器などのリスク管理に必要な機器を準備し、緊急時の対処法や連絡方法もおさえておきましょう。

\ Column ❹ /

ナースが行っても算定できる！「摂食機能療法」

（三鬼達人）

摂食嚥下・口腔ケアにかかわる診療報酬に「摂食機能療法」があります。これは、"摂食嚥下障害患者に対して摂食嚥下訓練を行った場合に算定できる診療報酬"であり、看護師が行った場合も算定できます。またリハビリテーション料とは別に算定できます（**右記**参照）。

算定のために必ずおさえておきたい要素を、当院の例に基づき紹介します。

● 医師・歯科医師の指示

例えば当院では、各病棟の嚥下担当看護師が摂食嚥下障害が疑われる患者を日常の看護業務から抽出し、嚥下チームへ直接介入を依頼しています。この依頼は主治医の許可を得たうえで行います。

その後、嚥下チームが回診を行いますが、回診終了後は、嚥下チーム担当医（以下、チーム担当医）が診察結果を電子カルテの診療録に記載します。

● 実施計画の作成

摂食機能療法が必要と判断された場合は、チーム担当医から患者、または家族に説明し同意を得ます。その際、チーム担当医は実施計画書・同意書を作成し、訓練内容および治療開始日を診療録に記載します。

この実施計画書をもとに、より具体的な訓練計画を、摂食嚥下障害看護認定看護師が病棟看護師に向けて、「嚥下訓練表」として作成します。

● 看護師による30分以上の訓練指導

病棟看護師は、嚥下訓練表に基づいて摂食機能療法を原則30分以上実施します。訓練終了後は看護記録に実施時間、訓練内容、訓練状況を記載します。

摂食機能療法（1日につき）
①30分以上の場合：185点
摂食機能障害を有する患者に対して、1月に4回に限り算定する。治療開始日から起算して3月以内の患者については、1日につき算定できる。
②30分未満の場合：130点
脳卒中の患者であって、摂食機能障害を有するものに対して、脳卒中の発症から14日以内に限り、1日につき算定できる。

〈摂食機能療法について〉
● 摂食機能障害を有する患者に対して、個々の患者の症状に対応した診療計画書に基づき、医師又は歯科医師若しくは医師又は歯科医師の指示の下に言語聴覚士、看護師、准看護師、歯科衛生士、理学療法士又は作業療法士が1回につき30分以上（②については15分以上30分未満の場合）訓練指導を行った場合に限り算定する。
● 摂食機能療法の実施に当たっては、実施計画を作成し、医師は定期的な摂食機能検査をもとに、その効果判定を行う必要がある。なお、治療開始日並びに毎回の訓練内容、訓練の開始時間及び終了時間を診療録に記載すること。
● 医師又は歯科医師の指示の下に言語聴覚士、看護師、准看護師又は歯科衛生士が行う嚥下訓練は、摂食機能療法として算定できる。

（2018年現在。下線は編集部による強調）

● 効果判定

嚥下回診で対応した患者、摂食機能療法を実施している患者は、嚥下チームで週に一度、回診を行い、定期的な摂食機能検査を実施します。その際、担当医は摂食機能療法の効果判定を行い、必要に応じて訓練計画の変更を行います。

〈参考文献〉
1. 三鬼達人：摂食・嚥下リハビリテーションチームにおける看護師の役割. 浅田美枝 編, 摂食・嚥下障害患者の食べたいを支える看護, 臨牀看護 2009臨時増刊号；35(4)：549-552.

Part 5 直接訓練

Part 5

2

長尾菜緒

食事の粘度調整（とろみのつけ方）はどのように行う？

Answer
患者に合わせてとろみ濃度を検討し、いつも一定の濃度になるよう、スタッフ間で情報を共有する。ダマをつくらないように注意する

　水分（水、お茶、ジュースなど）は、さらさらしていて咽頭にすばやく流入するため、摂食嚥下障害患者にとって一番むせやすい形態です。

　"むせると苦しい＝水分を避ける"という状況が続くと、脱水に陥る危険があります。この対策の1つに、水分にとろみをつけるという方法があります。

1 とろみ濃度の基準

　液体のとろみの程度は、日本摂食嚥下リハビリテーション学会の「学会分類2013（とろみ）早見表」を参考にするとよいでしょう（**表1**）[1]。個々の患者に合ったとろみの濃度は、嚥下造影（VF、**Part2-6**参照）を行い、どの濃度が最も誤嚥しにくいか確認して決定することが理想です。

　しかし摂食嚥下機能の検査を行える設備が整っていない施設では、学会分類2013（とろみ）早見表の「中間のとろみ」をめやすとします（**図1**、表1）。また、患者に適したとろみ濃度が決まったら、誰がつくっても同じ濃度に仕上がるよう常に表示しておくことも重要です（例：「お茶200mLにとろみ調整食品*2g」など。ただしとろみ調整食品によって分量は異なる、**表2**）。

　一般に「とろみの濃度が濃いほうが誤嚥しにくいのでは？」と考えられがちですが、とろみが濃すぎるとべたつきが増し、咽頭の粘膜に付着し、逆に飲み込みにくい物性になってしまいます。また、濃度が濃いほど味もおいしくなくなり、患者が水分摂取を嫌がることにもつながります。

2 とろみをつける手技

　とろみのつけ方（とろみ調整食品の投入の方法）は、「コップに入っている飲料を撹拌しながら、とろみ調整食品を少量ずつ入れる」方法が基本です。とろみ調整食品を一気に入れたり撹拌が十分でなかったりすると、ダマができてしまうことがあります。ダマはべたっとしていて粘膜に貼りつき残留しやすいので飲み込みにくく、また「とろみ」と「ダマ」という2つの違う性質のものが混在することで、飲み込みの難易度が高くなってしまいます。

　とろみ調整食品の種類によっては、説明書に「先にコップに増粘剤を入れた状態で、飲料を注いで撹拌してよい」と書かれているものがあります。このような場合、コップがしっかり乾燥していることがダマにならない条件です。

　また、とろみができあがったものに、あとからとろみ調整食品を追加して入れると、すぐにダマになってしまいます。一度作ったとろみ水が薄い場合には、別に濃く作ったとろみ水を混ぜ合わせて、とろみの濃度を調節します。

　現在ではたくさんの種類のとろみ調整食品が販売されています。それぞれ特徴があるため（**表3**、**図2**）、いずれの場合も説明書をよく読んで使用する必要があります。

　上記の事項に注意しながら、水分を安全に飲み込みやすい粘度に調整できるようにしましょう。

〈引用文献〉
1．日本摂食嚥下リハビリテーション学会医療検討委員会：日本摂食・嚥下リハビリテーション学会嚥下調整食品分類2013．日本摂食・嚥下リハビリテーション学会誌 2013；17（3）：262-266．

＊【とろみ調整食品】＝いわゆる"増粘剤"の正式名称。

表1 日本摂食嚥下リハビリテーション学会　学会分類2013(とろみ)早見表

	段階1 薄いとろみ	段階2 中間のとろみ	段階3 濃いとろみ
英語表記	Mildly thick	Moderately thick	Extremely thick
性状の説明 (飲んだとき)	「drink」するという表現が適切なとろみの程度 口に入れると口腔内に広がる液体の種類・味や温度によっては、とろみが付いていることがあまり気にならない場合もある 飲み込む際に大きな力を要しない ストローで容易に吸うことができる	明らかにとろみがあることを感じ、かつ「drink」するという表現が適切なとろみの程度 口腔内での動態はゆっくりですぐには広がらない 舌の上でまとめやすい ストローで吸うのは抵抗がある	明らかにとろみが付いていて、まとまりがよい 送り込むのに力が必要 スプーンで「eat」するという表現が適切なとろみの程度 ストローで吸うことは困難
性状の説明 (見たとき)	スプーンを傾けるとすっと流れ落ちる フォークの歯の間から素早く流れ落ちる カップを傾け、流れ出た後には、うっすらと跡が残る程度の付着	スプーンを傾けるととろとろと流れる フォークの歯の間からゆっくりと流れ落ちる カップを傾け、流れ出た後には、全体にコーティングしたように付着	スプーンを傾けても、形状がある程度保たれ、流れにくいフォークの歯の間から流れ出ない カップを傾けても流れ出ない (ゆっくりと塊となって落ちる)
粘度(mPa·s)	50-150	150-300	300-500
LST値(mm)	36-43	32-36	30-32

学会分類2013は、概説・総論、学会分類2013(食事)、学会分類2013(とろみ)から成り、それぞれの分類には早見表を作成した。
本表は学会分類2013(とろみ)の早見表である。本表を使用するにあたっては必ず「嚥下調整食学会分類2013」の本文を熟読されたい。
粘度:コーンプレート型回転粘度計を用い、測定温度20℃、ずり速度50s^{-1}における1分後の粘度測定結果。
LST値:ラインスプレッドテスト用プラスチック測定板を用いて内径30mmの金属製リングに試料を20ml注入し、30秒後にリングを持ち上げ、30秒後に試料の広がり距離を6点測定し、その平均値をLST値とする。
注1. LST値と粘度は完全には相関しない。そのため、特に境界値付近においては注意が必要である。
注2. ニュートン流体ではLST値が高く出る傾向があるため注意が必要である。

(文献1より許可を得て転載)

図1 とろみの段階

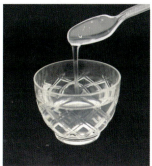

段階1
薄いとろみ

- わずかに傾けるだけで勢いよく流れ落ちる
- とろみ調整食品*使用量:
  0.5g/100mL

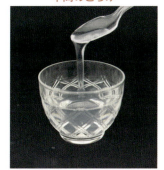

段階2
中間のとろみ

- 傾けると、とろとろと流れる
- とろみ調整食品*使用量:
  1.0g/100mL

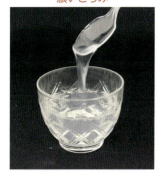

段階3
濃いとろみ

- かなり傾けても形状が保たれ、ぼたぼたと流れる
- とろみ調整食品*使用量:
  2.0g/100mL

*ネオハイトロミールⅢ(株式会社フードケア)を使用した場合

(文献1を参考に作成)

表2 代表的なとろみ製剤別の分量めやす一覧

	「薄いとろみ」に仕上げるための分量	「中間のとろみ」に仕上げるための分量	「濃いとろみ」に仕上げるための分量
ソフティアS (ニュートリー株式会社)	1g/100mL ・小さじ：2/3 または ・3gスティック1/3本	2g/100mL ・小さじ：1.5杯 または ・3gスティック1/2本	3g/100mL ・小さじ2杯 または ・中さじ1杯 または ・3gスティック1本
トロミアップパーフェクト (日清オイリオグループ株式会社)	0.75g/100mL ・小さじ：1/2 または ・1gスティック：1本弱	1.5g/100mL ・小さじ：1 または ・3gスティック1/2本	2.0g/100mL ・小さじ：1.5 または ・1gスティック2本
ネオハイトロミールⅢ (株式会社フードケア)	0.5g/100mL ・小さじ：1/2杯 または ・1gスティック：0.5本	1.0g/100mL ・小さじ：1杯 または ・1gスティック：1本	2.0g/100mL ・小さじ：2杯 または ・1gスティック：2本

(筆者作成)

表3 代表的なとろみ製剤別の使い方と特徴

	使い方	特徴
ソフティアS (ニュートリー株式会社)	①ソフティアSを液体に加える ②よくかき混ぜる （＊①と②を同時に行う必要はない） ●どの飲料に対しても5分でとろみがつく ●5分後、再度かき混ぜると安定したとろみがつく	●ダマにならない ●塩分の影響を受けない ●どの飲料にも5分ですばやく粘度が立ち上がる
トロミアップパーフェクト (日清オイリオグループ株式会社)	①トロミアップパーフェクトを加えながらよくかき混ぜる ②30秒～2分でとろみがつく ●牛乳、濃厚流動食には、30秒間かき混ぜてから、5分放置し、再び30秒かき混ぜるとしっかりとろみがつく	●無味無臭で、すっきりした味わいに仕上がる ●とろみがつくまでの時間が短い ●しっかりしたとろみがつき、コストパフォーマンスに優れている ●経口用として、牛乳や濃厚流動食にも、おいしいとろみをつけることができる
ネオハイトロミールⅢ (株式会社フードケア)	①ネオハイトロミールⅢを加えながら、20～30秒かき混ぜる ●とろみがつきにくい飲料(牛乳、100%果汁飲料、濃厚流動食など)は、溶かしてから数分～10分置き、再度かき混ぜる	●とろみをつける食品の味を変えない ●少量ですばやくとろみがつく ●汎用性が高く、何にでもとろみがつきやすい ●経管栄養の半固形化栄養法にも使用できる

(筆者作成)

図2　とろみ調整食品の添加の手技と確認ポイント

①飲料を撹拌しながら　　②とろみ調整食品を少量ずつ入れる

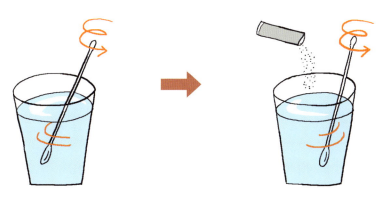

確認ポイント

- [ ] とろみ調整食品の使用法を確認しているか？
  …とろみ調整食品の種類によって使用する量や混ぜ方が異なるため、確認が必要
- [ ] 撹拌しながら少量ずつ混ぜているか？
  …ダマになりやすいタイプのとろみ調整食品では特に注意
- [ ] 乳製品、濃厚流動食に混ぜていないか？　温度が熱すぎないか？
  …通常の食品用のとろみ調整食品では、とろみがつきにくい
- [ ] とろみは濃すぎないか？
  …必要以上に濃くするとべたつきが増し、嚥下しにくい物性になる。味も落ちてしまう

 POINT ダマをつくってしまうと2つの物質が混在して飲みにくいので注意！

Part 5　直接訓練

Part 5

3 食事時の環境調整はどのように行う?

長尾菜緒

Answer 食事介助をスタートさせる前に、緊急時への準備を行うとともに、しっかり覚醒しているかどうかを確認する

食事を始める前には、まず食事をするのに適した環境を整えましょう。

1 リスク対策

咽頭残留や誤嚥の危険がある場合、吸引器を設置しておきます。また緊急時すぐ使用できるよう、食事前にスイッチを入れてみて、吸引圧が上がることを確認しておきます。不顕性誤嚥や慢性呼吸器疾患がある患者は、パルスオキシメータを装着しておきます。

ふだんから感染の徴候に注意し、全身状態を整えておくことが重要です。そして、痰がからんでいる患者は、食事前に喀出してもらうか、吸引して気道のクリアランスをよくしておきましょう。

2 しっかり覚醒させる

もし患者がボーっとしていたりウトウトしていたりしたら、嚥下に集中できず誤嚥しやすくなります。しっかり覚醒させなければなりません。

覚醒状態が悪いと先行期(Part1-2参照)に影響を及ぼします。先行期は、食物を目で見て認識し、嗅覚・触覚・記憶などを通して食べる意思を決定し、身体の各器官が食べるための準備を始める段階です。

覚醒状態が悪ければ、「さあ、今から食事を始めよう!」という意欲も湧かなくなってしまいます。食事の時間にしっかりと目が覚めた状態にするために、日中はなるべく離床し、夜間は良眠できるような環境を整えます。

3 食前の準備(嚥下体操、口腔ケア)

食事を開始する直前に嚥下体操(のどのアイスマッサージ、嚥下おでこ体操を含む、Part4-3、5参照)を行うと、摂食嚥下に関連する筋肉の準備運動になり、食べ始めのむせを防ぐことができます。

また食前に口腔ケアをしておくと感覚や唾液腺への刺激になり、さらに誤嚥性肺炎の予防にもつながります。

4 食事に集中させるための環境づくり

高次脳機能障害や認知症の患者は、食事以外の視覚情報や聴覚情報に気をとられて食事に集中できない場面がよく見られます。

食事に集中できない環境では、手や口の動きが止まってしまったり、口に入れた食べものを嚥下するとき、飲み込むタイミングがずれて誤嚥したりする危険が生じます。予防・対処法を表1に示します。

また、食事介助が必要な高次脳機能障害患者や認知症患者に対し、口腔内に飲食物が入っているときに話しかけたり、早く飲み込むようせかしたりすることは絶対にしないようにしましょう。

高齢者などで認知に問題がある患者では、食事介助よりも"食物を乗せたスプーンを患者に渡して、自分でスプーンを口に入れてもらう"という方法で摂食動作が起こりやすくなる場合があります。

5 病態に合わせたセッティングの工夫

重度の片麻痺がある患者は、食事をすべて片手で摂取しなければなりません。箸やスプーンで食物をすくうときに器が支えられず、口を器に近づけたりすることで姿勢が悪くなってしまいます。また食べにくいと食事に時間がかかり疲労をきたすこともあります。利き手が麻痺側の場合、食べにくさはなおさらです。

このような片麻痺患者の対処として、すべり止めシー

| POINT | 食事に集中していないと誤嚥を招きやすい |

表1　食事に集中するための環境づくり

- カーテンを閉める
- テレビ、ラジオを消す
- 半側空間失認がある場合、無視がない側からの刺激を少なくする（無視のない側を壁側にするなど）
- 食事の乗ったトレイを見せて、「今からお食事の時間ですよ」と声をかける（"これから食事をするのだ"と認識させる）
- 患者の覚醒が良好な時間帯に時間をずらして、食事を提供する

図1　片麻痺患者への食事のセッティング

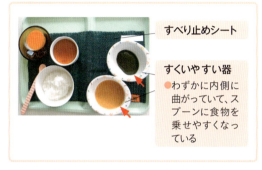

- すべり止めシート
- すくいやすい器
  - わずかに内側に曲がっていて、スプーンに食物を乗せやすくなっている

図2　左半側空間失認のある患者への食事のセッティング

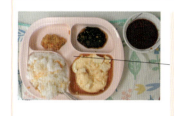

- 仕切りのある皿
  - 1つの皿にまとめて盛りつけ、食べ残しを防ぐ
  - 仕切りが直角になっているため食物がすくいやすい

図3　自助具の例

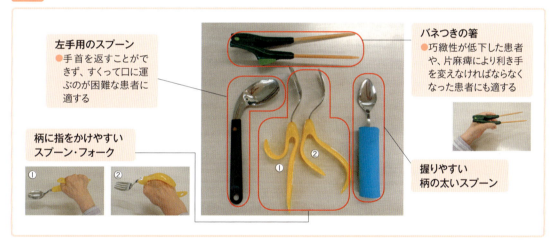

- 左手用のスプーン
  - 手首を返すことができず、すくって口に運ぶのが困難な患者に適する
- 柄に指をかけやすいスプーン・フォーク
- バネつきの箸
  - 巧緻性が低下した患者や、片麻痺により利き手を変えなければならなくなった患者にも適する
- 握りやすい柄の太いスプーン

トや、すくいやすい器の使用が挙げられます（図1）。すくいやすい器は、器の壁（→）がわずかに内側に曲がっているため、スプーンに食物を乗せやすくなっています。

　左半側空間失認がある患者は、トレイの左側に乗った器に手をつけられなかったり、器の左半分を食べ残してしまったりします。トレイの右側に器を配置したり、仕切り皿（図2）に変えたりすることで食べ残しは減りますが、それでも残ってしまった場合、介助者が器の向きを変える必要があります。

6　自助具の活用

　手の可動域制限や筋力低下がある場合、普通の

スプーンでは食べにくいため、それぞれに適した自助具を選択し使用します。主な自助具を図3に示します。

7　姿勢の調整

　摂食嚥下障害患者にとっての姿勢の調整は、誤嚥防止を目的とした直接訓練の1つにも位置づけられ大変重要です。姿勢が崩れた体幹が前後左右に傾いた状況は頸部の筋の緊張につながり、食べにくさや誤嚥の原因となります。個々の患者に適した体幹角度を設定し頸部の緊張を除去し、食事前に必ず嚥下しやすい姿勢に整えておきましょう（Part5-4参照）。

Part 5　直接訓練

Part 5

4 食事時の姿勢調整はどのように行う?

長尾菜緒

Answer　嚥下障害患者の安全姿勢は、一般的に30°〜60°リクライニング位が望ましいといわれる。座位姿勢の場合は姿勢の崩れに注意する

1 30°〜60°リクライニング位の場合

初期の段階（嚥下食での経口摂取を開始したあたり）や、むせが多かったり舌での送り込みが不良であったりするケースでは、患者の状況に合わせて、食事中の姿勢として30°〜60°リクライニング位が選択されます。

リクライニング位の様子と利点を図1に示します。なお、ベッドまたは車椅子の角度が低い状態では、枕1つでは頸部が伸展してしまう（図2-①）場合が多いため、軽度前屈（下顎と胸の間を3〜4横指程度あける）になるよう、枕を増やして調整します（図2-②）。

枕と肩の間に隙間があると、頸部が安定せず首周りが緊張してしまいます。また前屈しすぎてしまうと、咽頭が狭くなって逆に飲み込みにくくなってしまうため注意しましょう。

食事中姿勢が乱れるとむせの原因にもなるため、リクライニング位では身体がずり下がりにくくなるよう、頭部だけでなく足元も上げておきましょう（図1）。どのスタッフが担当しても角度を正確に合わせられるよう、ベッドや車椅子に印をつけておくと便利です。

体幹が不安定で身体が傾いてしまう場合には、両脇にクッションを入れて安定させます。

なお、リクライニング位で安全に食べることができるからといってずっとこの姿勢にしておくのではなく、摂食嚥下リハビリの進行状況に合わせて適宜評価し、今後の生活環境（在宅、施設、デイケアの利用等）に合わせた目標へ向けて、徐々に角度を上げていきます。

2 90°座位の場合

重度の片麻痺や、仮性球麻痺の患者では、90°座位での食事摂取が可能になっても、座位バランスが安定せず姿勢が崩れてしまうことがあります。

よく見られる問題点とその対処法を図3に示します。

嚥下造影（VF）の結果から、誤嚥を防ぐための条件として、一側嚥下などの姿勢（Part5-7参照）を設定されている患者もいます。

事前にしっかり確認してから姿勢を整えましょう。

〈引用文献〉
1. 藤島一郎：口から食べる 嚥下障害Q&A 第4版. 中央法規出版, 東京, 2011：103-104.

図1 リクライニング位の利点

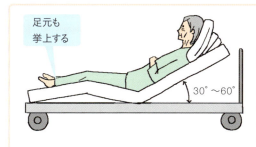

- 足元も挙上する
- 30°〜60°
- POINT：印をつけて、同じ角度になるようスタッフ間で共有しておくとよい

- □ "気管が上""食道が下"に位置するようになるため、食べたものが重力で食道に入りやすく誤嚥しにくい
- □ 舌の動きが悪く咽頭への送り込みが困難な場合、重力を利用できるため、送り込みが有利になる
- □ 疲労しにくい

＊頸部の姿勢についてはコラム④参照

（文献1を参考に作成）

図2 頸部の調整

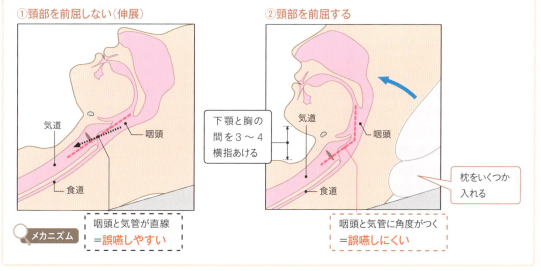

①頸部を前屈しない（伸展）
②頸部を前屈する

気道／咽頭／食道

下顎と胸の間を3〜4横指あける

枕をいくつか入れる

メカニズム
- 咽頭と気管が直線 ＝誤嚥しやすい
- 咽頭と気管に角度がつく ＝誤嚥しにくい

（文献1を参考に作成）

図3 座位での問題点と対処法

①体幹が患側へ傾く

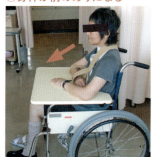

対処法
- 傾く側の、体幹と車椅子の間にクッションを入れる
- 患側上肢をテーブルの上に置く。または幅の広い肘置きをつける

②身体が前のめりになる

対処法
- テーブルの高さを調節する
- オーバーテーブルや、車椅子にボードを取りつけるなど、テーブルと体幹の間隔を狭くする

③身体がずり下がる

対処法
- 深く腰掛ける
- 足底をフットレストまたは床にしっかりつける（つかない場合は、足台などを使用する）
- 座面に角度をつける

④座位姿勢で頸部が後屈しやすい

対処法
- 頭部まで支えられる背もたれを取りつける
- ヘッドレストのある車椅子に変更する

⑤円背で頸部が伸展しやすい

対処法
- 60°〜45°の角度（円背の程度によって調節する）をつけ、背上部〜頭にクッションや枕を入れる
- ずり下がり防止のため座面に角度をつける
- ベッド上で食事摂取する場合、仰臥位から側臥位にする

Part 5

5 姿勢が崩れる患者での留意点は?

三鬼達人

Answer 「座位姿勢」では、椅子の選択、机の高さ調整、足台・クッションの準備が重要。
「リクライニング位」では、伸展位をとらないよう注意する

摂食嚥下障害患者にとって姿勢の調整は、食形態の調整と並び、代償的介入方法として非常に有用です[1]。それだけに、認知機能障害や運動機能障害などで姿勢が保持できない場合や、高齢者など体力の低下で食事開始後姿勢が崩れてしまう場合は、誤嚥のリスクが高まります。安全で安楽な姿勢の調整を心がける必要があります。

姿勢調整は、主に「頭部の姿勢調整」と「体幹の姿勢調整」があります。

頭部の姿勢調整は、直接訓練の際に誤嚥防止肢位として用いられます(**Part5-4、コラム⑤**参照)。

体幹の姿勢調整は、直接訓練において、床からの体幹の角度を調整することにより、食塊を送り込みやすくし、誤嚥を軽減ないし防止する方法です[2]。

どのような姿勢調整を選択するかについては、その患者の嚥下機能を総合的に評価して判断する必要があります。ここでは、食事中に姿勢が崩れないようにするための工夫を、「座位姿勢」と「リクライニング位姿勢」に分けて示します。

1 座位姿勢の整え [3-6]

座位姿勢では、食膳が見渡せて自力摂取がしやすい反面、体幹が不安定になりやすいので注意が必要です。

また、気道と食道の位置関係から、気道に食物が落ちやすくなるので注意が必要です(解剖として"気道が前側""食道が後側"になるため、食物が口腔・咽頭を通過するときに重力の影響を受けて前側を通過しやすくなる)[7]。

座位姿勢が崩れないようにする工夫としては、車椅子や椅子の種類の選択、机・テーブルの高さ調整、足台やクッションの準備が必要となります(**図1**)[8]。

椅子の高さは、足底がしっかりと床につく状態にします。足底が床につかない場合は、体幹がぐらつき安定性が損なわれるため、足台などで補正をします。

車椅子などの背もたれがある状態では、背もたれが広すぎると、横に傾きやすくなるので注意が必要です。

また、姿勢を安定させる目的でクッションなどを背部や椅子と体幹の間などに入れるとよいでしょう。この際、ずり落ちを予防するため、腰深く座り、安定をよくする工夫をしましょう。

机やテーブルの高さは、肩を自然に下ろした状態で、肘が台の上につく程度に調整してください。机が高すぎると、頭部が伸展位になりやすくなります。

姿勢調整のために、上記工夫をしても安定しない、もしくは時間経過とともに姿勢が崩れてくる場合は、無理に座位姿勢で摂取するのではなく、リクライニングができる車椅子に変更したり、ベッド上で食べてもらう必要があります。

2 リクライニング姿勢の整え (30°、45°、60°) [3-6]

リクライニング位では、気道が上側、食道が下側になるため、食物が気道に入りにくくなります(体幹を後方に傾けることで、食物は咽頭後壁をゆっくりとつたい通過するため)[7]。

よって、リクライニング位は特に嚥下反射惹起遅延や、タイミングのずれなど咽頭期に障害のある患者に有用です。また、口腔期の送り込み障害に対しても、角度がつくため、重力を利用して食物の送り込みがしやすくなります。

図1 座位姿勢を安定させる方法

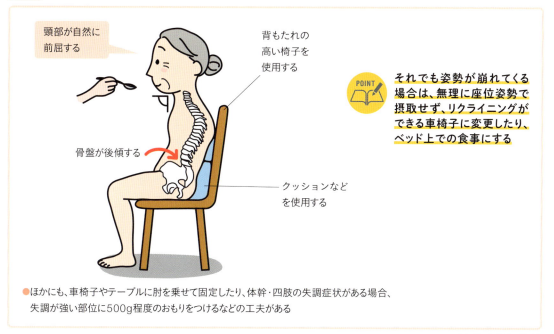

- ほかにも、車椅子やテーブルに肘を乗せて固定したり、体幹・四肢の失調症状がある場合、失調が強い部位に500g程度のおもりをつけるなどの工夫がある

（文献8を参考に作成）

しかしリクライニング位では、長時間座った状態でいるとずり下がりやすくなる、頭頸部が伸展位となりやすい、舌根沈下による呼吸障害が出る、水分では口腔を早く通過してしまう、姿勢として自力摂取しにくいなどの問題もあります。各患者にとって適正な姿勢調整に工夫する必要があります。

頭頸部の伸展位を予防するには、顎を軽く引いた程度の角度になるように枕を当てるとよいでしょう（Part5-4、コラム⑤参照）。この際、首を曲げすぎてもいけません。

ずり下がりを予防するには、腰の位置をベッドの折れ目と合わせるように安定させ、膝の下にクッションを置くなどして、軽く膝が立つような姿勢をとるようにしましょう。膝を曲げることで、腹部にかかる緊張もやわらげることができます。

〈引用文献〉
1. 太田喜久夫：姿勢と摂食・嚥下．才藤栄一，向井美惠 監修，鎌倉やよい，熊倉勇美，藤島一郎，他編，摂食・嚥下リハビリテーション 第2版，医歯薬出版，東京，2007：104-111．
2. 日本摂食・嚥下リハビリテーション学会医療検討委員会：訓練法のまとめ．日本摂食・嚥下リハビリテーション学会誌 2009；13(1)：31-49．
3. 清水充子：摂食・嚥下障害に対する直接訓練．Mod Physician 2006；26(1)：57-64．
4. 向井美惠，鎌倉やよい：摂食・嚥下障害ベストナーシング．学研メディカル秀潤社，東京，2010：103-116．
5. 藤島一郎：脳卒中の摂食・嚥下障害 第2版．医歯薬出版，東京，1998：88-95．
6. 清水充子：嚥下訓練・摂食訓練．藤谷順子 編，摂食・嚥下リハビリテーション実践マニュアル．MED REHABIL 2005 増刊号；57：41-57．
7. 岡田澄子：摂食・嚥下リハビリテーションの介入・Ⅱ直接訓練・食事介助・外科治療．日本摂食・嚥下リハビリテーション学会 編，第4分野 摂食・嚥下リハビリテーションの介入〈1〉口腔ケア・間接訓練—摂食リハ学会eラーニング対応．日本摂食・嚥下リハビリテーション学会，愛知，2011：32-38．
8. 浅田美江：高齢者への食事介助Q&A．月刊ナーシング 2007；27(8)：11．

Part 5

6 食事介助で注意したいことは？

長尾菜緒

Answer
患者と同じ目の高さで、座って介助を行う。嚥下反射を観察しながら介助を行い、適宜、口腔内に食物が残っていないか確認する。

摂食嚥下障害患者にとっての食事は、嚥下造影などの検査結果から、安全に食べるための条件が設定されていることが多くなっています。

私たち看護師は、これに基づき、より慎重に食事介助をする必要があります。段階的に食事形態をステップアップする過程においては、単に"食べさせる"のではなく"直接訓練の一部を担っている"という気持ちで食事介助に臨むべきでしょう。

1 介助者の位置

介助者は、患者と同じ目の高さで食事介助することが重要です。よって、患者が食事をする場所がベッド上・車椅子・椅子のいずれの場合でも、必ず介助者も座って食事介助を行います。立った状態で食事介助をすると、患者の視線が上から近づいてくるスプーンに向けられ、同時に頸部も上向きになり伸展してしまいます。頸部伸展位は、誤嚥しやすく危険な姿勢です（Part5-4参照）。

2 食事前の注意点

食事前には、"これから食事をする"ということを認識してもらうことで、食事に注意が向けられます。配膳された食事と食札（お品書き）を患者に見せ、また、よい香りがする副食の匂いをかいでもらい、「ご飯が来ましたよ。さあ今から食べましょうね」と声をかけます。こうすることで視覚・嗅覚からも食事の情報が入り、より食事に注意が向けられます。

3 食事中の注意点

ひと口量やペース、順番など、食事介助時のポイントを**表1**に示します。

なお食事時、咀嚼に時間がかかり、嚥下反射も弱いと、口に入った食物をしっかり嚥下できたか観察しにくくなります。このような場合、介助者は、嚥下反射が起きていることを患者ののど元を見ながら確認することが重要です。

また、適宜開口してもらい、口腔内に食物が残留していないか確認しましょう。口腔内に食物が残っていると、高確率で咽頭（外から見えない部分、気道の入口付近）にも残留があります。咽頭残留は、頸部聴診や嚥下反射後「あー」と発声してもらうことで確認できます。喘鳴音や液体が振動するような音、湿性嗄声が聴かれたら、咽頭残留が疑われます。

咳払いをしてもらってから空嚥下をしたり、スライスゼリーを丸のみしたりすることで残留除去できますが、どうしても除去できない場合には梨状窩の吸引を行います。吸引後は呼吸が整うまで次のひと口を入れるのを待つことが重要です。

また、一般に食事の時間はコミュニケーションの場でもあり、家族や友達と楽しくおしゃべりしながら食べることが多いかと思いますが、摂食嚥下障害患者がおしゃべりをしながら食べてしまうと、口腔内や咽頭（気道の入口付近）に食物がある状態で呼吸がなされてしまうという大変危険な状況になります。

特に認知面に問題のある患者では、食事中に話しかけるのは極力避け、どうしても話しかけなければならない場合は、嚥下反射と咽頭残留の有無を確認してからにしましょう。

表1	食事介助時のポイント

1. 適したひと口量で、安全に行う

- 摂食嚥下障害患者では、ひと口量が多すぎると咽頭通過が困難になり、それに伴い、咽頭残留の量も多くなる。よって、残留量が多ければ誤嚥の機会も増える
- 多量の固形物を一度に口に入れることで、咀嚼困難な患者の場合、窒息を引き起こす危険もある
- 誤嚥予防には、安全なひと口量に調整することが重要

咽頭残留

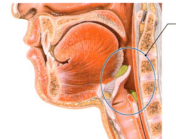

量が多いと、喉頭蓋谷（上）や梨状窩（下）に残留しやすくなる

POINT このとき、「あー」と発声してもらうと、湿性嗄声が聴かれる場合もある

2. 小さめのスプーンを用い、ひと口量を少なめにする

- スプーンには食物が"山盛り"にならないように乗せるのが基本
- Kスプーンに代表されるような、ボール部分が小さく浅い、柄が長くて持ちやすいものを選択する
- 多忙であるなかで食事介助をすると、つい、ひと口量を多めにスプーンに乗せてしまいがちであるが、Kスプーンなどにすることで、危険な量になるのを防ぐことができる
- 高次脳機能障害患者や認知症患者ほかが自力摂取する場合は、ひと口量の調節が困難である場合が多く、ボール部分が小さく浅ければ、スプーンへ食物を多量に乗せてしまうのを防ぐことができる
- 自力摂取の場合、柄が長く持ちやすいため、セルフケア能力の向上につながる

小さめのスプーン（Kスプーン）

柄が長い
- さし入れやすい
- 奥舌にも食物を置ける

ボール部分が浅く小さい
- ひと口量が少なくなる

3. ゼリーはスライス状にすくう

- 食塊形成が困難な患者や、咀嚼嚥下による誤嚥が見られる患者には、ゼラチンゼリーを噛まずに"丸飲み"する形での摂食訓練を行う場合がある
- このとき、ゼリーは薄く（5mm程度）平たいスライス型にすくうと、咽頭通過がスムーズになる
- 食事中咽頭残留が見られる患者に、ひと口〜数口に1回、この形にしたゼラチンゼリーを嚥下してもらう（交互嚥下）ことで、残留物がクリアされることがあり、誤嚥防止につながる
- 食事の最後にも、ゼラチンゼリーを数口、嚥下するとよい
- ゼラチンゼリーは室温や口腔内体温で容易に溶け出し、液体に変化する。したがってなかなか嚥下せず口腔内に溜め込んでしまう患者には適さない

スライス型のゼリー

嚥下しきれていない感じがしたら…
「スライスゼリーをごっくん」

食事の最後にも…
「スライスゼリーを何口かごっくん」

薄くて平たいスプーンを用いる

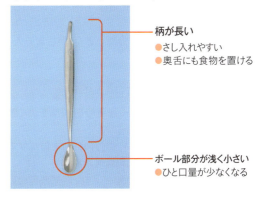

Part 5　直接訓練

4. スプーンはまっすぐ入れ、斜め上に抜く

- スプーンは口の正面からまっすぐに入れ（①）、舌の中央に置き（②）、しっかり口を閉じてもらったら（③）、斜め上方へスプーンをゆっくり引き抜く（④）
- このとき、口の正面ではなく横から入れてしまうと、舌の中央にうまく乗らない。脳卒中患者の場合など口腔内の麻痺側に食物が乗ってしまうと、送り込みがさらに困難になる。患者の真横から食事介助はしないようにする

5. 送り込み困難な場合は、奥舌に入れる

- 舌の動きが不良で、口腔〜咽頭への送り込みが困難な患者は、スプーンを奥舌（舌の奥のほう）に入れる
- このときは、口を閉じてもらってからスプーンを引き抜いてしまうと、せっかく奥舌に入れても食物が舌中央に置かれてしまう。そのため、「口腔内に入れたスプーンをひっくり返して、食物を奥舌に置き、引き抜く」という方法をとる
- 特にこの場合、ボール部分が小さく、奥舌まで入るスプーンが必要になる

スプーンのさし入れ方

❶ スプーンは口の正面からまっすぐに入れる

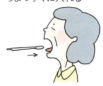

❷ 舌の中央に置く

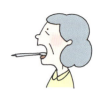

❸ しっかり口を閉じてもらう

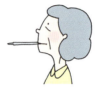

❹ 斜め上方へ、ゆっくり引き抜く

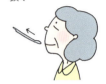

 POINT 正面ではなく口の横から入れると、舌の中央にうまく乗らず、麻痺の場合では送り込みが困難になる

6. 観察してから、次のひと口を入れる

- 口腔内に食物を入れたら、患者の前頸部をよく観察し、喉頭挙上（嚥下反射）を確認する
- その後、口を開けてもらい、口腔内残留を確認する（口腔内残留を確認したら、咽頭にも残留している可能性が高い）
- さらに必要に応じて発声（あー）させ、咽頭残留の確認も行う
- 残留がないことが確認できたら、次のひと口を入れる。これらを確認しないで次のひと口を入れると、口腔・咽頭内に食物が残っていた場合、ひと口量が増えてしまい処理しきれず、誤嚥のリスクを高める

7. 食品の順番

- 食べ始めに一番起こりやすいといわれているむせを防ぐためには、最初に口に入れる食品は、むせにくい食形態のものを選択する
- むせにくく飲み込みやすい、ゼラチンゼリーや、嚥下訓練用ゼリー（エンゲリード®）が適している
- これらのゼリーには咽頭・食道に残留したものを吸着して一緒に通過させる効果がある。食後にも数口摂取することで残留物の除去ができ、食道残留や食後の誤嚥を防ぐことができる

ゼラチン型のゼリー

- 市販のゼラチン等を使用して製作

エンゲリード®（株式会社大塚製薬工場）

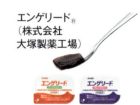

- ゼラチンゼリーと同様の食感で「密度が均一」「適当な粘度がある」「口腔や咽頭を通過するとき変化しやすい」「粘膜にべたつかない」などの条件を満たす
- 温度による物性変化が少なく、室温での管理が可能。口腔内でも溶けにくい

8. 口腔内に食物が残っている場合の対応

- 口腔内に食物が残っている場合は、スプーンで軽く食物を押し込んで、奥舌への送り込みを助け、再度、嚥下を促す
- 具体的には、舌の上に残っている食塊を、小さいスプーンの先で軽く押して、奥舌（嚥下反射を誘発する部位）の上まで移動させる
- その後、スプーンを抜き、嚥下してもらう

9.咽頭残留している場合の対応

- 咽頭残留がある場合、「あー」と発声してもらうと湿性嗄声が聴かれる
- あるいは、頸部聴診で判断できる。嚥下後呼吸をしてもらい、湿性音や喘鳴音、また液体が振動するような音が聴かれたら、残留が疑われる（ただし喉頭蓋谷に食物が残留している場合には、この音は聴取できないことが多くある。したがって"音がしていないから残留していない"とは言い切れないので注意が必要）
- 咽頭残留を疑ったら、咳払いをしてもらってから、再度、嚥下を促す
- スライスゼリーを丸のみしてもらうことでも、残留物が嚥下されやすくなる

10.嚥下したあとにモグモグする場合の対応

- 一度嚥下したあとに、再度モグモグと咀嚼する口の動きが見られたときは、口腔・咽頭残留物を嚥下しようとしている可能性が高い
- そのため、次のひと口を入れるのはストップして、二度目の嚥下が起こるのを待つ

11.動きが止まってしまった場合の対応

- 食事介助中に、「口の中に食物が入っている状態で、動きが止まってしまう」場合がある
- この状態が続くと食事に時間がかかり、疲労して嚥下の力が落ちたり、体位の保持が困難になったりして誤嚥につながることがある
- 原因としては、覚醒状態不良、認知症、高次脳機能障害、口腔・咽頭の運動・感覚不良ほかが考えられる。それぞれの場合における対処方法を下に示す
- 偽性球麻痺患者の嚥下反射誘発には、「K-point刺激」が知られている（Part3-6参照）。指先やスプーンの先端などでK-pointを刺激すると、開口が促され、また咀嚼様運動に引き続き嚥下が促されるといわれる

食事中断の要因と対応

覚醒状態が不良	●食事直前に口腔ケアを行い、覚醒を促す ●温かいおしぼりや冷たいおしぼりで顔を拭いて、覚醒を促す ●睡眠薬を内服している場合は、種類や量、服用時間を調整する
認知症、 高次脳機能障害 例）食事に集中できない、食事していることを忘れてしまう	●食事に集中するための環境を整える〈Part5-3参照〉 ●食膳を見えるところに置き、食事の時間であることを認識させる ●先行期のアプローチ（患者にスプーンを手に持ってもらい、介助者は手を添えて口に運ぶのを補助する） ●リクライニング位に調整（重力で送り込みを補助する）
口腔・咽頭の運動、 感覚不良	●のどのアイスマッサージを行う ●空スプーンを口に入れ、舌を軽く2～3回圧迫してからスプーンを抜く ●食塊を奥舌に置く ●口唇（顎）を閉じることができずに嚥下運動が止まってしまっている場合は、介助者の手で口唇・顎を閉じて嚥下を促す ●味覚や温度の感覚刺激を入れる 例） ・違う味のもの、温度が違うものを交互に食べてもらう ・温かいものは温かく、冷たいものは冷たくして提供する

〈参考文献〉
1. 才藤栄一, 向井美恵 監修, 鎌倉やよい, 熊倉勇美, 藤島一郎, 他編: 摂食・嚥下リハビリテーション 第2版, 医歯薬出版, 東京, 2007: 193.
2. 小山珠美 監修: 脳損傷に伴う摂食・嚥下障害経口摂取標準化ガイド, 日総研出版, 名古屋, 2005.

Part 5

7 食事中の誤嚥を防ぐための方法は?

長尾菜緒

Answer 環境の調整、姿勢の調整、ひと口量などに注意。誤嚥防止のための主な直接訓練法に「頸部回旋」「一側嚥下」「息こらえ嚥下」「複数回嚥下」「交互嚥下」などがある

誤嚥は1つの方法だけで防止できるわけではありません。前述の環境や姿勢の調整、ひと口量など、複数の方法を組み合わせて行います。

ここでは、食事中の誤嚥防止のための、主な直接訓練法を紹介します。

1 頸部回旋

麻痺側に頸部を約45°回旋して軽度前屈し、咽頭通過が良好な側に食物を通す方法です(図1)。

また、嚥下後、咽頭に食物残留があった場合、頸部回旋を行って空嚥下することで、残留物を除去することができます。

2 一側嚥下

球麻痺などにより、左右の咽頭のどちらか片側の通過が悪いという症状があるとき、良好な側を確実に通過させるために行います。

例えば右の咽頭通過が良好で、左が麻痺側の場合、右(健側)を下にした側臥位をとり、首を左に回旋させます(図2)。健側を下にすることで、重力で食物が健側の咽頭に集まりやすくなり、さらに首を左へ回旋することで麻痺側(左)の咽頭を通過しにくくなります。

頸部は軽く前屈になるようにします。

3 息こらえ嚥下

嚥下前に呼吸を止めることで、声門を閉鎖し、誤嚥を防ぎます(図3)。

嚥下後の呼気によって、喉頭に侵入しかけたものを出す効果もあります。

4 複数回嚥下

一度の嚥下では飲み込みきれず咽頭に残留したものを、複数回嚥下して除去する方法です。

5 交互嚥下

比較的咽頭残留しやすいもの(お粥、ペーストなど)と、そうでないもの(ゼリーやとろみ茶など)を交互に嚥下することで、残留を除去する方法です。

〈引用文献〉
1. 藤島一郎:口から食べる 嚥下障害Q&A 第4版, 中央法規出版, 東京, 2011:108.

図1 頸部回旋

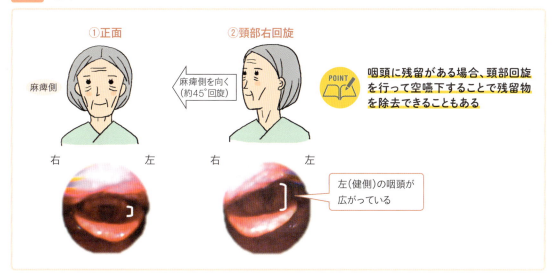

咽頭に残留がある場合、頸部回旋を行って空嚥下することで残留物を除去できることもある

図2 一側嚥下（左が麻痺側の場合）

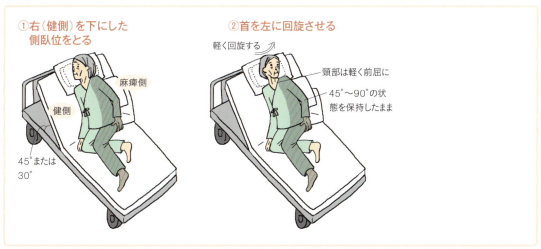

（文献1を参考に作成）

図3 息こらえ嚥下

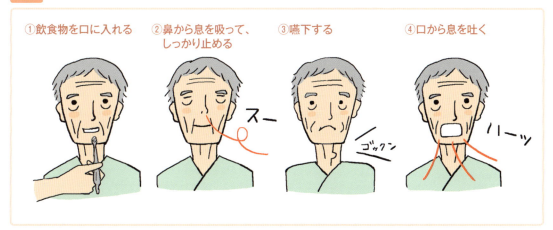

Part 5

8 食事を中止しなければならない 場合とは?

長尾菜緒

A Answer
1回の食事は長くても45分程度。それを超えたら中止を検討する。
「窒息」「誤嚥」の恐れがある場合、「不顕性誤嚥」を疑う症状がある場合は中止する

1 適切な食事時間

　私たちは1回の食事に何分かけているでしょうか? 個人差はありますが、おしゃべりをしないで食べれば15分程度で完食できるのではないでしょうか?

　摂食嚥下障害患者は、送り込みや食塊形成に時間がかかることが多く、また咽頭残留することもあります。口腔内や咽頭にある食物が嚥下できていない状態で次のひと口を口に入れることは、窒息の危険を招き、大変危険です。介助者は、ひと口量の調整や複数回嚥下などの条件を守りながら、口腔内の食物が嚥下できたことを確認し、慎重に食事介助することが重要です。

　このような理由から、摂食嚥下障害患者は健常者に比べ食事摂取に時間が長くかかります。

　しかし食事に時間がかかりすぎてしまうと、疲労して口腔周囲の動きが緩慢になり、また集中力も途切れてしまいます。比較的疲労しにくいリクライニング位での食事であっても、1回の食事にかける時間は30分程度、長くても45分までとするのが適切でしょう。

2 むせたら中止する?

　一般には、"食事中にむせたら中止しなければならない"と思われがちです。

　確かに窒息を疑うような激しいむせや、頻回に繰り返すむせがあれば中止を判断しなければなりませんが、軽いむせであれば、呼吸状態が整えば再開できることも多くあります。

　むせたときの対処を**表1**に示します。

3 食事中止の基準

　食事中に眠ってしまい、刺激を与えても覚醒しない場合に食事を続けることは、誤嚥の危険が高いため食事を中止する必要があります。

　窒息を疑う症状（**Part1-12**参照）が見られたら、食事を中止して対処しなければなりません。また、バイタルサイン・呼吸状態もよく観察し、肺炎を疑う症状（37.5℃以上の発熱、呼吸速拍、湿性咳嗽、痰の増加、食事中のむせの増加、肺雑音等）があれば中止したほうがよいでしょう。

　むせが見られなくても、不顕性誤嚥を疑う症状が見られたら注意が必要です（**図1**）。

　直接訓練の中止を検討すべき徴候を**表2**に、中断すべきときを**表3**[1]に示します。

〈引用文献〉
1. 岡田澄子：直接訓練の概念・開始基準・中止基準, 日本摂食・嚥下リハビリテーション学会, 他 編：日本摂食・嚥下リハビリテーション学会 eラーニング対応　第4分野 摂食・嚥下リハビリテーションの介入 II 直接訓練・食事介助・外科治療, 医歯薬出版, 東京, 2011：6.

表1 むせた場合の対処

1. 前傾姿勢で咳をさせる
　…「我慢しないで、しっかり咳を出してください」と声をかける
　…背中を強く叩かない。しっかり咳を出すためには、しっかり息を吸うことが必要であり、強く背中を叩いてしまうと、吸うのを邪魔して、咳を出すために必要な吸気が足りなくなる恐れがある

2. 咳嗽がおさまるまで待つ

3. 呼吸が安定するまで、次のひと口を入れない
　…SpO₂値も確認する

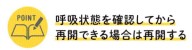

POINT 呼吸状態を確認してから再開できる場合は再開する

図1 不顕性誤嚥を疑う食事中の症状

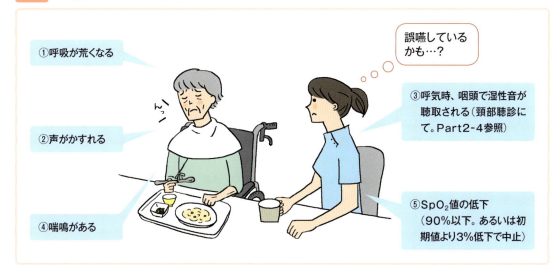

① 呼吸が荒くなる
② 声がかすれる
④ 喘鳴がある
③ 呼気時、咽頭で湿性音が聴取される（頸部聴診にて。Part2-4参照）
⑤ SpO₂値の低下（90％以下。あるいは初期値より3％低下で中止）
誤嚥しているかも…？

表2 直接訓練の中止を検討すべきとき

- [ ] 肺炎を繰り返す
- [ ] 再評価にて食物誤嚥・唾液誤嚥
- [ ] 呼吸状態の悪化が持続
- [ ] 意識状態の悪化が持続
- [ ] 全身状態の悪化が持続
- [ ] 長期にわたる拒食

● 訓練開始後、上記状態が持続するときは、訓練が医学的に不安定な状態を引き起こしていると考え、直接訓練を中止する。原因疾患の治療を優先させ、医学的安定を図る

表3 直接訓練を中断すべきとき

- [ ] 頻回なむせや湿性嗄声
- [ ] 発熱
- [ ] 痰の増加
- [ ] 炎症反応の上昇
- [ ] 意識状態の悪化
- [ ] 全身状態の悪化

● 訓練開始後、上記状態が見られたら、いったん訓練を中止。状態が安定したあと再評価し、訓練を再開

（文献1より引用）

Part 5

9 食事終了後の姿勢調整は どのように行う?

長尾菜緒

Answer 胃食道逆流を防ぐため、姿勢を45°～60°に調整し、1～2時間程度は臥床を避ける。
食事後には、ダンピング症候群の出現や低血圧、誤嚥、呼吸状態を観察する

1 ベッド角度は 45°～ 60°が望ましい

脳血管障害、加齢、食道裂孔ヘルニアなどの影響で食道の蠕動運動が低下したり通過が悪くなったりすると、胃食道逆流が起こりやすくなります（**図1**）。万が一、逆流物を誤嚥してしまうと、重症の肺炎を引き起こします。

これを予防するため、食後は1～2時間の座位を保つか、歩行できる患者なら軽く散歩してもらいましょう。

食後の時間をベッド上で過ごす場合は、ベッドの角度を45°～60°に調整します。疲労などでベッド上で1～2時間にわたって座位（または45°以上の角度）を保つのが困難な場合でも、30分間は臥床しないようにしましょう。

2 褥瘡のリスクが高い場合は 30°以内

栄養状態が悪く骨が突出していて、さらに自力での体位変換が困難であるなど、褥瘡のリスクが高い患者にとって、食後長時間のギャッチアップは"ずれ"を招き、褥瘡を発生・悪化させる誘因になります。

この場合、ベッドの角度は30°までとします。ただし最低でも15°はギャッチアップしましょう。そして、適宜、背抜き（ギャッチアップしたあと、患者の上体を持ち上げ、圧を解除して衣服を整えること）を行います。

必要時、体圧分散マットレスなどを使用するといった褥瘡対策も重要です。

3 食事終了後の観察ポイント

食事を経口摂取したあとや経管栄養注入後は、全身状態に注意が必要です。

胃切除の既往がある患者には、ダンピング症候群（冷汗、動悸、眩暈、脱力感、高血糖、低血糖など）が現れる場合があります。高齢患者では、食事中や食後に腸管血液量の増加から低血圧になることがあります。

また、食事に時間がかかると疲労してしまい、嚥下に関連する筋の動きも悪くなり、食事後も誤嚥しやすくなります。

食事をすることで、唾液の分泌量は増えますが、このとき唾液をうまく嚥下できなかったり、食事中に誤嚥があったりすると、喀痰の量が増加します。喀痰の増加は呼吸状態に影響します。

また、全量摂取したように見えても、食事摂取時に取りこぼしの量が多い状況が続くと、長期的には低栄養を招きます。この点にも注意しましょう。

ほかにも食事後に観察したいポイントをまとめ、**表1**に示します。

〈参考文献〉
1. 佐藤美幸：ありがちな皮膚トラブル⑫ファーラー位で体がずり落ちてしまう, 特集 もう迷わない！ 褥瘡の正しい知識と実践, 看護技術 2010；56(3)：50-51.

> **図1** 逆流による胃内容物の誤嚥

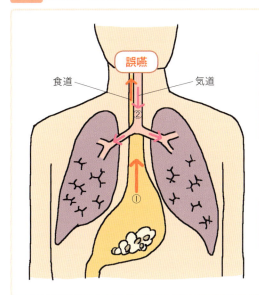

 メカニズム

①嚥下した食物(胃内容物)が食道に逆流する

理由
- 食道の蠕動運動が低下している
- 下部食道括約筋の圧力(LES*圧)の低下
- 小腸への食物の通過が悪い(消化が進まず、胃内に残留している) など

*lower esophageal sphincter:下部食道括約筋。

②気道からの誤嚥を招き、誤嚥性肺炎へ
- 胃内容物を気道に誤嚥してしまう
- 誤嚥性肺炎を招く

> **表1** 食事後の観察項目

- ☐ 腹部症状(腹痛、嘔吐、下痢など)
- ☐ 食事にかかった時間
- ☐ 疲労による全身倦怠感・脱力感など
- ☐ 呼吸状態(頻呼吸・SpO$_2$値低下の有無、喀痰の量・性状、顔色・四肢末梢の色)
- ☐ 取りこぼしの量
- ☐ 咽頭残留を疑う症状(湿性嗄声、呼気時の痰のからみ音など)
- ☐ 食後しばらくしてからの咳嗽(咽頭残留物や胃食道逆流物による嚥下後誤嚥の疑い)
- ☐ 口腔内の汚染状況
- ☐ 義歯の汚染状況

Part 5

10 食事の段階を上げる基準は?

三鬼達人

Answer 現在の段階の食事内容を「30分以内で7割以上」「3食以上」摂取できたとき、食形態を上げることを検討する

1 段階的摂食訓練とは

摂食嚥下障害が重度の場合は、難易度の低い"ゼリー状のもの"や"とろみをつけた水分"などから開始し、対象者の状況に合わせて段階的に難易度を上げていき、最終的には常食摂取をめざします。

摂食嚥下リハビリテーション領域では、この方法を「段階的摂食訓練」といいます。

段階的摂食訓練で使用される食物形態の段階は各施設によって異なりますが、おおむね3～5段階で調整されていることが多いようです。また、メニューの名称や食物の内容は、各施設で若干異なります。

このような状況から、日本摂食嚥下リハビリテーション学会では、国内の病院・施設・在宅医療および福祉関係者が共通して使用できることを目的とし、食事（嚥下調整食）およびとろみについて、「学会分類2013」として段階分類を示しています[1]。同分類の特徴としては、より幅広い成人の中途障害による嚥下障害症例に対応できるように分類されていることです。したがって、誤嚥性肺炎患者の摂食嚥下障害患者への適用も可能であると考えられます。

食物形態（**表1**）[1]やとろみ形態（Part5-2・表1参照）についての段階的分類については、資料を参照してください。

2 提供するメニューの構築

段階的摂食訓練は段階的に食物形態の難易度を上げていくため、数段階のメニューの提供が必要となります。したがって、訓練を行うときには実施する施設側の食事提供システムが整っていることが最低条件と なります。

訓練で使用する各段階のメニューの構築は、栄養部門だけで行うのではなく、摂食嚥下リハビリテーションを専門に行う、医師、歯科医師、看護師、言語聴覚士などがチームを形成し、構築する必要があります。また、同じ物性の食物形態が常に提供できるように、実際に調理をする方の技術力向上とチームでの定期的な検討が必要です。

実際のメニューの例について**表2**に示します。

3 段階的摂食訓練の進め方

1）開始

階的摂食訓練は、難易度の低いメニューから開始することが基本です。

この際の姿勢や嚥下手技は、嚥下造影や嚥下内視鏡検査等で評価・決定された条件で行います。

2）食形態の段階を上げる判断基準

①基準

食形態の段階のアップは、基準として現在食している段階の食事を30分以内で7割以上、3食以上摂取できたときに行います。なお、嚥下障害が強く疑われる場合は9食（3日間）の様子をみることが推奨されています[2]。

②観察項目

食形態のアップを検討するときの観察項目は、摂食状況はもちろんのこと、発熱の有無、呼吸状態の変化、喀痰量の変化、咳嗽の有無、必要に応じて胸部X線写真の所見などを観察していく必要があります。

摂食中にこれらの項目のうち1つでも変化が見られたときには、その原因を精査する必要があります。一方、

これら観察項目に変化が見られず、食形態のアップ基準が満たされた場合には、次の段階へ進むことができます。

食形態の選定においては、誤嚥の有無や、どのような食物形態で誤嚥が生じるかも参考になります。誤嚥物と食事形態の関係について、調整例を**図1**に示します。

次の段階へ進めるのに悩む場合は、次の段階の食品を現在摂食しているメニューの中に1品のみ加えるなどして対応し、徐々にその数の割合を難易度の高いほうに移行しています。

3）食形態の段階を上げるときの注意点

食物形態の難易度を1段階ずつ上げていくことが基本となるため、訓練途中で段階を飛ばさないようにすることが重要です。

また難易度を上げるときには、「食物の物性」（後述）や「摂取量」を変更させることを優先させます。

そして、ある程度の段階まで進められたところで、摂食回数（1日の食事回数）や摂食姿勢、嚥下手技の変更が可能かをチームで検討します。

変更が可能な場合には、1つの条件のみを変更し、複数の条件を同時に変更するのは避けます。複数の条件を同時に変更させると、トラブルが生じたときに原因が特定しにくくなるからです。

いずれにしても、体力的にも全身状態的にも不安定な患者にとって、食事を食べるということは、健常者である私たちにとって想像もできないほど体力を使い、努力を要することです。それを念頭に置いてかかわることが必要です。けっして無理はさせずに、常に安全で安楽な状態で行えるように、患者の取り巻く環境を整えることが重要です。

4▶ 段階的摂食訓練の見きわめ

段階的摂食訓練は、訓練中の食形態がその患者に本当に適しているのかを訓練者が見きわめていかなければなりません。患者の日々の変化（意識レベル、全身状態、摂食嚥下状態など）はもちろんのこと、毎日、同じ物性の食事が提供できているか、食物の物性に変化がないかなどにも注意する必要あります。

食物の物性変化についての具体例としては、「ゼラチンゼリー」「とろみ調整食品」「粥」の物性変化などがあります。

ゼラチンゼリーは、融解温度が20〜30℃であるため、口腔内に取り込んだときに体温で表面が溶けだし、滑りがよくなり喉越しのよい食物になります。しかし、口腔内へ溜め込んでしまう患者の場合などでは、ゼラチンゼリーが口腔内で溶け出して水分に物性が変化してしまうので注意が必要です。また、室温でも容易に溶け出してしまうので、温度管理には十分な配慮が必要です。

とろみ調整食品は、飲食物の素材や温度によって粘度のつき方に差が出るので注意が必要です。また、時間経過によって粘度が増すものもあるので、各種とろみ調整食品の使用方法を参照し、添加濃度を調節することが必要です。

粥は、時間経過や温度によって物性が変化しやすい食品です。特に食事摂取時間が長くなってくると、自己の唾液の影響で離水しやすい傾向があるので注意が必要です。そのため、粥を摂取させるときには、"口に入れるスプーン"と"粥を取り分けるスプーン"は別のものを用意することを推奨します。また、粥をミキサーにかけた場合は、付着性が高くなる特徴があるので注意を払う必要があります。

このように、段階的摂食訓練を行っていく際には、患者状態だけでなく、食品の特徴や訓練を行う環境にまで目を配り、食品の特徴を十分に理解して対応することが望まれます。

Part 5 直接訓練

表1 日本摂食嚥下リハビリテーション学会 学会分類2013（食事）早見表

コード		名称	形態	目的・特色	主食の例	必要な咀嚼能力	他の分類との対応
0	j	嚥下訓練食品0j	均質で、付着性・凝集性・かたさに配慮したゼリー 離水が少なく、スライス状にすくうことが可能なもの	重度の症例に対する評価・訓練用 少量をすくってそのまま丸呑み可能 残留した場合にも吸引が容易 たんぱく質含有量が少ない		（若干の送り込み能力）	嚥下食ピラミッドL0 えん下困難者用食品許可基準Ⅰ
	t	嚥下訓練食品0t	均質で、付着性・凝集性・かたさに配慮したとろみ水 （原則的には、中間のとろみあるいは濃いとろみ*のどちらかが適している）	重度の症例に対する評価・訓練用 少量ずつ飲むことを想定 ゼリー丸呑みで誤嚥したりゼリーが口中で溶けてしまう場合 たんぱく質含有量が少ない		（若干の送り込み能力）	嚥下食ピラミッドL3の一部 （とろみ水）
1	j	嚥下調整食1j	均質で、付着性、凝集性、かたさ、離水に配慮したゼリー・プリン・ムース状のもの	口腔外で既に適切な食塊状となっている（少量をすくってそのまま丸呑み可能） 送り込む際に多少意識して口蓋に舌を押しつける必要がある 0jに比し表面のざらつきあり	おもゆゼリー、ミキサー粥のゼリーなど	（若干の食塊保持と送り込み能力）	嚥下食ピラミッドL1・L2 えん下困難者用食品許可基準Ⅱ UDF区分4（ゼリー状） （UDF：ユニバーサルデザインフード）
2	1	嚥下調整食2-1	ピューレ・ペースト・ミキサー食など、均質でなめらかで、べたつかず、まとまりやすいもの スプーンですくって食べることが可能なもの	口腔内の簡単な操作で食塊状となるもの（咽頭では残留、誤嚥をしにくいように配慮したもの）	粒がなく、付着性の低いペースト状のおもゆや粥	（下顎と舌の運動による食塊形成能力および食塊保持能力）	嚥下食ピラミッドL3 えん下困難者用食品許可基準Ⅱ・Ⅲ UDF区分4
	2	嚥下調整食2-2	ピューレ・ペースト・ミキサー食などで、べたつかず、まとまりやすいもので不均質なものも含む スプーンですくって食べることが可能なもの		やや不均質（粒がある）でもやわらかく、離水もなく付着性も低い粥類	（下顎と舌の運動による食塊形成能力および食塊保持能力）	嚥下食ピラミッドL3 えん下困難者用食品許可基準Ⅱ・Ⅲ UDF区分4
3		嚥下調整食3	形はあるが、押しつぶしが容易、食塊形成や移送が容易、咽頭でばらけず嚥下しやすいように配慮されたもの 多量の離水がない	舌と口蓋間で押しつぶしが可能なもの 押しつぶしや送り込みの口腔操作を要し（あるいはそれらの機能を賦活し）、かつ誤嚥のリスク軽減に配慮がなされているもの	離水に配慮した粥など	舌と口蓋間の押しつぶし能力以上	嚥下食ピラミッドL4 高齢者ソフト食 UDF区分3
4		嚥下調整食4	かたさ・ばらけやすさ・貼りつきやすさなどのないもの 箸やスプーンで切れるやわらかさ	誤嚥と窒息のリスクを配慮して素材と調理方法を選んだもの 歯がなくても対応可能だが、上下の歯槽提間で押しつぶすあるいはすりつぶすことが必要で舌と口蓋間で押しつぶすことは困難	軟飯・全粥など	上下の歯槽提間の押しつぶし能力以上	嚥下食ピラミッドL4 高齢者ソフト食 UDF区分2およびUDF区分1の一部

学会分類2013は、概説・総論、学会分類2013（食事）、学会分類2013（とろみ）から成り、それぞれの分類には早見表を作成した。

本表は学会分類2013（食事）の早見表である。本表を使用するにあたっては必ず「嚥下調整食学会分類2013」の本文を熟読されたい。

＊上記0tの「中間のとろみ・濃いとろみ」については、学会分類2013（とろみ）を参照されたい。

本表に該当する食事において、汁物を含む水分には原則とろみを付ける。

ただし、個別に水分の嚥下評価を行ってとろみ付けが不要と判断された場合には、その原則は解除できる。

他の分類との対応については、学会分類2013との整合性や相互の対応が完全に一致するわけではない。

（文献1より許可を得て転載）

表2 嚥下調整食の例（藤田医科大学病院・食養部）

最終更新日2017.3.3　藤田医科大学病院

食種名	咀嚼調整食	咀嚼調整汁とろみ食	ペースト粒あり食	ペースト食
学会分類2013	3～4	3～4	1j～2-2	1j～2-1
イメージ				
主食	米飯、軟飯、全粥	米飯、軟飯、全粥、ゼリー粥	全粥、ゼリー粥	全粥、ゼリー粥
副食	肉、魚はムース状にする。野菜は圧力鍋にかける　舌でつぶせる固さ～歯茎で噛める固さ		荒くミキサーにかけとろみをつける	なめらかになるまでミキサーにかけとろみをつける
汁物・飲み物	とろみなし	とろみつき	とろみつき	とろみつき

※患者の状態に合わせて別途形態の調整が必要な場合がある。その場合は医師等の指示に従い、適切な食形態で提供する。

図1　食形態の選定例

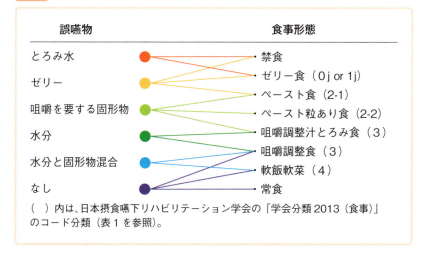

（　）内は、日本摂食嚥下リハビリテーション学会の「学会分類2013（食事）」のコード分類（表1を参照）。

〈引用文献〉
1. 日本摂食嚥下リハビリテーション学会医療検討委員会：日本摂食・嚥下リハビリテーション学会　嚥下調整食分類2013．日本摂食・嚥下リハビリテーション学会誌　2013：17(3)：255-267．
2. 才藤栄一：第2章　摂食・嚥下リハビリテーション総論．才藤栄一，向井美惠　監修，摂食・嚥下リハビリテーション　第2版，医歯薬出版，東京，2007：23．

Column ❺

食事摂取中の頸部調整は、設定を明確に

（三鬼達人）

「食事時の姿勢調整はどのように行う？」（Part5-4）で、食事摂取中の頸部調整について説明しました。

食事中に頸部が伸展してしまうと、咽頭と気管が一直線になりやすく（いわゆる気管挿管時の姿勢）、誤嚥のリスクが高まります（Part5-4・図2参照）。そこで、これらを予防するため頸部を誤嚥しにくい姿勢に調整しますが、ここで注意をしなければならない点があります。

一般的には、頸部伸展位による誤嚥を予防するため頸部を屈曲させたような姿勢調整を行いますが、この際に"頸部をどのように屈曲するか"によって、咽頭腔の形状は変化します。

頸部を下げたり、顎を引いたりするような姿勢を摂食嚥下領域では「chin down（チンダウン）」と呼ぶことがありますが、これは、「頭部屈曲位」「頸部屈曲位」「複合屈曲位（頭部屈曲＋頸部屈曲）」（表）など、いくつかの肢位の総称です。また頭部・上部頸椎の運動を「頭部屈曲・伸展」、下部頸椎による運動を「頸部屈曲・伸展」、両方による運動を「複合屈曲・伸展」と表現します。

つまり、同じ"屈曲"という名称であっても、頭部と頸椎の関係で、咽頭・喉頭の位置関係は異なり、摂食嚥下機能に及ぼす効果は変わります。

したがって、患者に説明するときには、頭部と頸部の位置関係と効果を正しく理解し、「顎を引いたような状態で飲み込むのか」「首を下げたような状態で飲み込むのか」を明確にして声かけする必要があります。

〈参考文献〉
1. 日本摂食・嚥下リハビリテーション学会医療検討委員会：訓練法のまとめ．日本摂食・嚥下リハビリテーション学会誌 2009；13(1)：31-49.
2. 岡田澄子：体位・頸部姿勢の調整．日本摂食・嚥下リハビリテーション学会，他編，日本摂食・嚥下リハビリテーション学会eラーニング対応 第4分野 摂食・嚥下リハビリテーションの介入Ⅱ 直接訓練・食事介助・外科治療，医歯薬出版，東京，2011：32-38.

表 頭部屈曲位と頸部屈曲位の差

体位	状態	効果
①頭部屈曲位	●頭部をうしろへ引くように（顎を引く）、上位頸椎を中心に屈曲させる	●舌根部と咽頭後壁が接触しやすくなるため、咽頭腔、喉頭の入り口を狭め、咽頭残留を軽減させ、嚥下後誤嚥を防ぐ
②頸部屈曲位	●お辞儀をするように下位頸椎を屈曲させる	●咽頭腔が広がる傾向があるため、喉頭の入り口を狭め、嚥下前誤嚥を防ぐ効果がある
③複合屈曲位	●頭部屈曲位（①）＋頸部屈曲位（②）	●頭部と頸部を同時に屈曲させるため、かえって飲み込みにくくなるので注意が必要

Part

6

患者状態別の対応

1 ...... 脳血管障害患者での留意点は?

2 ...... 認知症患者での留意点は?

3 ...... 抗精神病薬投与患者での留意点は?

4 ...... 神経難病(パーキンソン病、重症筋無力症)患者での留意点は?

5 ...... 経鼻経管栄養患者で経口摂取を併用する場合の留意点は?

6 ...... 気管切開患者での留意点は?

Part 6

1 脳血管障害患者での留意点は?

三鬼達人

Answer 脳血管障害における摂食嚥下障害の発生頻度は高く、症状は障害部位(核・核下性、核上性)によって異なる。特徴を把握しておく

1 脳血管障害患者の特徴

摂食嚥下障害はさまざまな原因によって引き起こされますが、脳神経系の疾患、特に脳血管障害症例では高頻度に嚥下障害を発症します[1]。脳血管障害における摂食嚥下障害の頻度は、急性期では30〜70%の例で認められるという報告があります[2,3]。

したがって、急性期の脳血管障害患者では、重篤化回避に向けた治療や全身状態安定化に向けた管理とともに、摂食嚥下障害に起因する誤嚥性肺炎や低栄養・脱水症対策が重要になります。

2 脳血管障害における摂食嚥下障害の出現

脳血管障害における摂食嚥下障害の程度は、損傷を受けた部位や範囲によって大きく異なります。すなわち、脳損傷によって引き起こされる意識障害の程度、麻痺、感覚障害、高次脳機能障害などによって、摂食嚥下障害の出現の仕方が異なります。そして、これらに加齢や薬剤の影響、呼吸器疾患などの既往症などが加わり、摂食嚥下障害をより複雑化させます。

特に摂食嚥下障害が高頻度に出現する状態として、意識障害を伴う場合、あるいは損傷部位が脳幹部、多発性梗塞、広範囲の脳梗塞が挙げられます[1]。

3 障害部位による麻痺の特徴

脳血管障害に伴う摂食嚥下障害は、障害部位により「核・核下性障害(球麻痺)」と「核上性障害(一側性障害・偽〈仮〉性球麻痺)」に分けられます(図1)。

1) 核・核下性障害 (球麻痺)

①状態と摂食嚥下への影響

核・核下性障害とは、延髄の脳神経核およびそれより末梢側の下位ニューロンが障害されたもので、球麻痺に代表されます。

球麻痺は、延髄にある「疑核」「弧束核」「舌下神経核」「脳幹網様体」などが障害を受けることにより、嚥下障害や構音障害などをきたします。

②症状

下部脳神経麻痺による運動障害と感覚障害があり、嚥下反射の消失もしくは減弱、咽頭絞扼反射の低下、咀嚼筋の筋力低下、あるいは軟口蓋麻痺による開鼻声、声帯麻痺による嗄声・無声を生じることがあります。

さらには、食道入口部の開大不全(輪状咽頭筋開大不全)を生じることもあります。

③対応

急性期では重度の嚥下障害による誤嚥のリスクが高いことから、絶飲食となる場合がほとんどです。よって急性期の対応では、誤嚥性肺炎の予防と嚥下に関連する筋肉の廃用予防などを十分に行う必要があります。

急性期治療が終了し状態が安定したら、経口摂取が可能かを検討していきますが、経口摂取を開始するためには、フィジカルアセスメントやスクリーニングテストを実施することはもちろんのこと、嚥下機能の状態によっては嚥下内視鏡検査(VE)や嚥下造影(VF)による評価と診断が必要不可欠です。球麻痺患者では嚥下障害が遷延化し誤嚥性肺炎や窒息のリスクが高いため、摂食嚥下リハビリテーションを専門に行える医

図1 脳血管障害の障害部位による分類

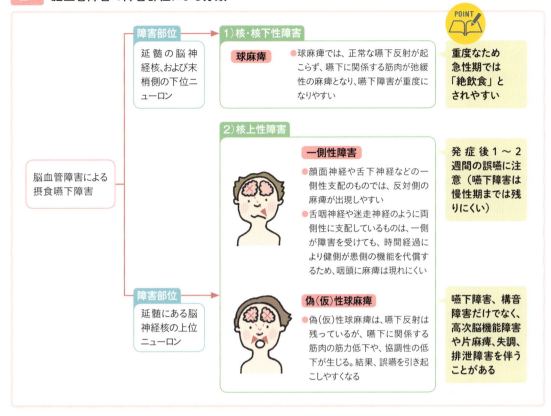

療機関で施行することが望ましいと考えます。

なお、摂食嚥下障害が重度で誤嚥性肺炎を繰り返し発症するような患者の場合、外科的治療として喉頭摘出、喉頭気管分離術などが選択されることもあります。また、嚥下機能を改善させるための嚥下機能改善術（喉頭挙上術、輪状咽頭筋切除術など）が行われることもあります。

2）核上性障害（一側性障害／偽(仮)性球麻痺）
①状態と摂食嚥下への影響

核上性障害とは、延髄にある脳神経核の上位ニューロンが障害された脳血管障害です。
②症状

この障害の場合、顔面神経や舌下神経、副神経などの一側性支配の神経では、反対側の麻痺が出現します。一方、舌咽神経や迷走神経のように両側性に支配している神経もあり、この場合では一側が障害を受けても、健側が患側の機能を代償するため、咽頭に麻痺は現れにくいとされています。

核上性障害には、「一側性の障害」と「両側性の障害（偽〈仮〉性球麻痺）」があります。

●一側性障害

一側性の脳血管障害は、「急性期には30～50%の患者に嚥下障害があり、慢性期まで遷延するのは10%以下である」という報告があります[4]。

しかし発症後1～2週間は意識レベルが低下しており、咳反射などの防御反応も低下しているため、誤嚥性肺炎などのリスクが高くなることも考えられます。意識が低下しているときには、無理に摂食訓練を進めるのではなく、意識レベルが改善するのを待って開始の判断を行うことが重要です。その際には、口腔・咽頭機能に廃用が起こらないように、口腔ケアや口腔機能向上訓練を積極的に進めておく必要があります。

特に大脳基底核領域に及ぶ脳梗塞などでは、ドーパミンの不足によりサブスタンスP量の不足を招き嚥下反射や咳反射を低下させるとの報告もあるため、誤嚥性肺炎の発症には注意が必要です[5,6]。

●偽（仮）性球麻痺

両側性の上位ニューロンが障害されたもので、多発性脳梗塞や2回以上の脳血管障害などは偽性球麻痺であり、嚥下障害を呈します。

偽性球麻痺の発症が疑われる徴候には、病巣と反対側の口角下垂や舌偏位、嚥下障害、構音障害などの症状があります。大脳の障害が広範囲であると急性期には意識障害が伴うこともありますが、急性期を経て意識障害が改善してくると、患者は上記の症状を自覚していきます。

また、偽性球麻痺の患者には障害部位によってさまざまな症状が現れますが、嚥下障害や構音障害のほかにも、高次脳機能障害、病巣と反対の片麻痺、失調症状、大脳皮質の排尿中枢の障害による排泄障害などを伴うことが多くあります。

③対応

偽性球麻痺の典型的な摂食嚥下障害の特徴としては、延髄の嚥下中枢が直接障害されていないために嚥下反射は認められるものの、「嚥下に関連した筋の筋力低下や協調性の低下が起こる」「随意的な嚥下を起こしにくい」「嚥下反射の惹起が遅延する」「嚥下圧が形成されにくい」などの症状があります。

また、口唇や舌、頬の筋力低下により咀嚼が不十分となり食塊形成ができない、奥舌の送り込みが不十分な状態となります。そして、偽性球麻痺ではこれらの典型的な嚥下障害に加えて、障害を受けた脳の部位によって特徴的な異なるタイプの嚥下障害を示します。

したがって、偽性球麻痺で嚥下障害がある患者に摂食訓練を開始するときは、食形態の調節や姿勢の調節、体位の調節、嚥下方法の選択、食器・食具の選択が重要になります。

〈引用文献〉
1. 才藤栄一：リハビリテーション医学総論. 才藤栄一, 植田耕一郎 監修, 出江紳一, 鎌倉やよい, 熊倉勇美, 他編, 摂食・嚥下リハビリテーション 第3版, 医歯薬出版, 東京, 2017：17-19.
2. 才藤栄一：脳血管障害による嚥下障害のリハビリテーション. 総合リハ 1991；19(6)：611-615.
3. 篠原幸人, 小川彰, 鈴木則宏, 他編：脳血管障害治療ガイドライン 2009. 協和企画, 東京, 2009：318-321.
4. 才藤栄一, 千野直一：脳血管障害による嚥下障害のリハビリテーション. 総合リハ 1991；19(6)：611-615.
5. Nagasawa T, Ohrui T, Sekizawa K, et al.：Sputum substance P in aspiration pneumonia. *Lancet* 1955；345 (8962)：1447.
6. Jia YX, Sekizawa K, Ohrui T, et al.：Dopamin D1 receptor antagonist inhibits swallowing reflex in guinea pigs. *Am J Physiol* 1998；274(1pt2)：R76-80.

Part 6

2 認知症患者での留意点は?

三鬼達人

認知症の種類によって、症状の特徴と対応が異なる。
全般的には「先行期の障害」があるため、食事に集中できる環境をつくり、
視覚・嗅覚・触覚で認知機能にはたらきかける

1 認知症とは

ICD-10[1]では、認知症を「通常、慢性あるいは進行性の脳疾患によって生じ、記憶、思考、見当識、理解、計算、学習、言語、判断等多数の高次脳機能の障害からなる症候群」と定義しています(表1)[2]。

認知症の高齢者人口の将来推計についての内閣府からの発表[3-5]では、65歳以上の高齢者の認知症患者数と有病率の将来推計について、2012年は認知症患者数が462万人と、65歳以上の高齢者の7人に1人(有病率15.0%)であり、2025年には推計約700万人、5人に1人(有病率19.0～20.6%)になると報告されています(図1)[4]。

また、認知症の年齢階級別分布では、男女とも85～89歳にピークがあるという報告があります(図2)[5]。

認知症の方は、今後、増え続けていくことが予測されており、認知症の方の、摂食嚥下を含む生活全般を支援していくしくみが必要です。

2 認知症のタイプ

認知症の主なものに「アルツハイマー型認知症」「血管性認知症」「レビー小体型認知症」があります(図3)[6]。

認知症の分類としては、アルツハイマー型認知症に代表される「脳の変性疾患」と、それ以外の「二次性認知症」に大別されます(表2)。脳の変性疾患は、特殊なタンパク質の蓄積や神経細胞の変性・脱落によって脳が小さくなることで認知機能が低下し、二次性認知症は、脳血管障害、感染症、外傷(原因疾患によって治療も可能)が原因となります。

3 「主な認知症」の摂食嚥下障害の特徴と対応

1)アルツハイマー型認知症(AD)
①疾患

脳にアミロイドβやタウと呼ばれる特殊なタンパク質が溜まり、神経細胞が破壊、減少するために、認知機能に障害が起こると考えられています[7]。

アルツハイマー型認知症は認知症のなかでいちば

表1 ICD-10による認知症の診断基準の要約(1993年)

G1. 以下の各項目を示す証拠が存在する。
　1)記憶力の低下
　　新しい事象に関する著しい記憶力の減退。重症の例では過去に学習した情報の想起も障害され、記憶力の低下は客観的に確認されるべきである。
　2)認知能力の低下
　　判断と思考に関する能力の低下や情報処理全般の悪化であり、従来の実行能力水準からの低下を確認する。
　1)、2)により、日常生活動作や遂行機能に支障をきたす。
G2. 周囲に対する認識(すなわち、意識混濁がないこと)が、基準G1の症例をはっきりと証明するのに十分な期間、保たれていること。せん妄のエピソードが重なっている場合には認知症の診断は保留。
G3. 次の1項目以上を認める。
　1)情緒易変性
　2)易刺激性
　3)無感情
　4)社会的行動の粗雑化
G4. 基準G1の症状が明らかに6か月以上存在していて確定診断される。

(文献2より引用)

図1 日本における認知症の高齢者人口の将来推計に関する研究

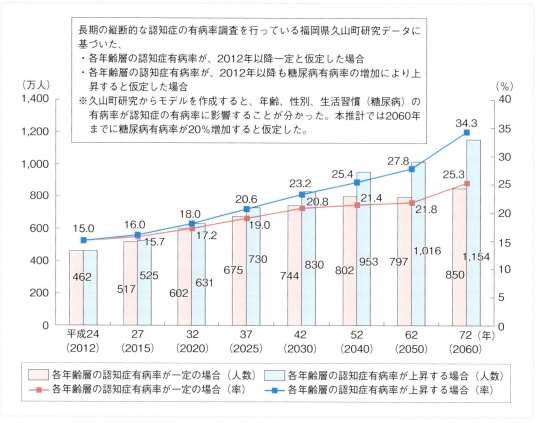

(文献4より引用)

図2 平成22年と平成24年の10月1日人口をもとに算出した年齢階級別認知症患者数(男女計)

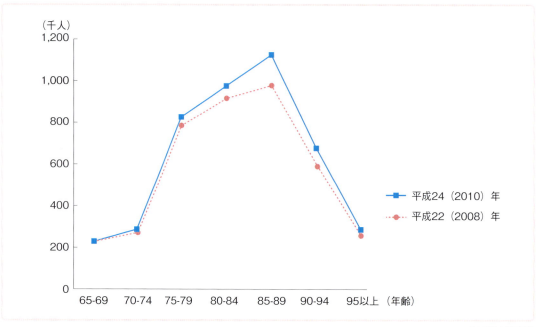

(文献5より引用)

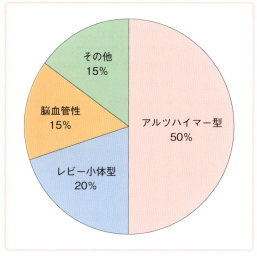

図3 認知症の割合

（文献6より引用）

表2 主な認知症とその分類

要因		分類
脳の変性疾患	特殊なタンパクの蓄積や神経細胞の変性・脱落によって脳が小さくなることによる認知機能の低下	アルツハイマー型認知症（Alzheimer's disease：AD）
		レビー小体型認知症（dementia with Lewy bodies：DLB）
二次性認知症	脳血管障害、感染症、外傷	血管性認知症（vascular dementia：VaD）

ん多いとされており、男性よりも女性に多い傾向にあります[8]。また血管性認知症などの患者数が横ばいであるのに対して増加傾向にあります[9]。

②摂食嚥下への影響と対応

アルツハイマー型認知症の中核症状である「記憶障害」や「見当識障害」、「実行機能障害」が食事動作に影響を与えることがあります。

特徴と対応を表3-①に示します。

2）血管性認知症（VaD）

①疾患

血管性認知症は、脳梗塞や脳出血など脳血管障害によって起こる認知症で、障害部位によって症状が異なり、まだら認知症がみられます。また、認知症の症状には日内変動があります。

②摂食嚥下への影響と対応

純粋な血管性認知症では、アルツハイマー型認知症にみられるような記憶障害や見当識障害、実行機能障害は軽度であるとされています。

特徴と対応を表3-②に示します。

3）レビー小体型認知症（DLB）

①疾患

レビー小体型認知症は、中枢神経系に広範なレビー小体の出現を伴う認知症の総称でありKosakaらにより1976年に初めて記載された疾患です[10]。

②摂食嚥下への影響と対応

レビー小体型認知症における症状は、中核となる認知機能障害に加えて、幻視、パーキンソニズム、レム睡眠行動障害、自律神経障害などの多彩な臨床症候を呈します[11, 12]。

特徴と対応を表3-③に示します。

4 認知症患者に共通する摂食嚥下障害への対応

一般的な"もの忘れ"と"認知症の症状"の違いは、一般的なもの忘れの場合、「体験の一部を忘れる」「ヒントがあると思い出せる」状態であるため、「食事をしたことは覚えているが、何を食べたか思い出せない」状態となります。

一方、認知症の場合は、「体験そのものを忘れる」「ヒントがあっても思い出せない」状態なので、「食べたこと自体を忘れる」といった特徴があります。臨床の現場では、認知症患者が"食事を食べていない""食べさせてもらっていない"と訴えることがありますが、このような特徴があることを念頭にかかわっていくことが重要です。

実際の食事場面では、先行期の問題が主となることが多くあります。先行期（認知部分）の評価ポイントとしては、「食事開始の状況」「食事の中断の有無」「摂

| 表3 | 認知症が摂食嚥下に与える影響 |

	摂食嚥下障害の特徴	対応
①アルツハイマー型認知症	●先行期(Part1-2参照)の障害が先行。進行とともに口腔準備期、咽頭期の障害が出現する ●認知機能の低下により食事を認識できない ●食事を食べ始められない ●食事に集中できず、継続できない ●食具の使い方がわからず手づかみで食べる ●食べたことを忘れる	●初期：環境調整などによりはたらきかける ●後期：嚥下機能に合わせた食形態の調整、姿勢調整などを行う。病態によって、嚥下機能は異なるので、嚥下機能評価やスクリーニングテストを実施し、病態に応じた調整をする。病後期では、寝たきりの状態となり廃用を起こしているため、窒息・誤嚥に留意した調整を行う
②血管性認知症	●繰り返す脳血管障害の再発で認知機能や嚥下機能が段階的に低下する ●高次脳機能障害による摂食嚥下障害がある ●麻痺を伴うことが多く、食物の口への取り込み障害や口腔内保持能力の低下、食べこぼしの原因となる ●無症候性脳梗塞を発症していることがある ●両側基底核の障害により不顕性誤嚥を起こしやすい	●フィジカルアセスメント等で、嚥下器官の運動・感覚障害を把握し、摂食方法を検討する ●麻痺などの運動障害に対して摂食嚥下リハビリテーションを積極的に行う ●摂食嚥下障害が重度である場合、嚥下内視鏡検査(VE)や嚥下造影(VF)による嚥下機能評価を考慮する
③レビー小体型認知症	●身体機能障害が出現する前から嚥下障害が出現することが多く、半数以上で、病初期から嚥下障害が存在することもある ●摂食嚥下障害の自覚に乏しく、不顕性誤嚥が多い ●抗パーキンソン病薬の副作用として、ジスキネジア、口腔内乾燥、off時間帯*の摂食嚥下機能の悪化がある ●Hoehn-Yahr(ホーエン・ヤール)重症度分類(パーキンソン病の重症度分類)とは必ずしも関与しない	●内服薬を食前に服用し、on状態*の時に食事を勧める(off症状*の強いときに食事をしない) ●食具やクロスの模様など、視覚情報が気になる場合は模様のないものにする ●幻視がある場合は、ふりかけや薬味等は虫などに見えてしまうことがあるため、これらのものを減らす工夫をする

食行動の乱れ」について整理し、評価するとよいでしょう(表4)。

認知症をもつ人の嚥下障害の経過について、認知症患者の約4年半の日常生活機能動作を調査した結果、自立摂食機能が低下した人では、約1年後に嚥下機能が低下し、さらに約3年後には栄養状態が低下していたとの報告があります[13]。これらより認知症患者では自立機能が低下してきたことを早期に捉え、適切な介入をしていく必要があると考えます。

5 先行期の障害が特徴的

認知症患者の食事場面では、早食いや詰め込んで食べるなどのペーシング(摂食ペース)障害や、食事に興味を示さない、周りが気になり食事が進まない、口に食事を入れたまま溜め込んでしまい咀嚼や嚥下へ

| 表4 | 認知症患者の摂食嚥下評価 |

食事開始の状況	●食べ物を認識できない ●食具の使い方がわからない ●食べ物以外の物に注意が向き食べ始めない
中断の有無	●食事以外の刺激に注意が向き中断する ●食事の途中で立ち去る ●食事中に居眠りをする
摂食行動の乱れ	●食べるペースが速い ●手づかみで食べる ●1つの食器からのみ摂取し、食べ残す

*【on-off現象】=抗パーキンソン薬(L-dopa：レボドパ)の長期服用に伴う副作用の一つ。レボドパ服用後10年前後でみられる現象で、薬の効果が突然なくなり動けなくなってしまったり(off)、効果が突然あらわれて急に動けるようになったりする(on)。

移行できないなど、認知機能を主体とする「先行期」の摂食嚥下障害例を多く経験します。

食事をとるときは、食物を食べものとして認識し、適切な量の食物を、適切な食具を使用し、適切なスピードで口に運び、咀嚼・送り込み・食塊形成のうえタイミングよく嚥下しますが、この一連の流れをスムーズに行うためには十分な意識の覚醒と認知機能が必要となります[14]。したがって、認知症患者ではこの"食べる一連の流れ"全体に問題が生じます。

先行期に異常が起こることの問題として、必要栄養量が摂取できず、低栄養・脱水を招くことが一番の問題として挙がります。

6 口腔準備期・口腔送り込み期・咽頭期などにも影響が

障害は先行期に留まらず、口腔準備期・口腔送り込み期・咽頭期にもつながり、誤嚥や窒息といったリスクも高まるので注意が必要です。

食事に集中できない場合は「呼吸と嚥下のタイミングがずれてしまい誤嚥のリスクが高まる」、口腔内に食物を溜め込んでしまう場合は「溜め込んだ大量の食物を何かの拍子で飲み込んでしまうことにより窒息の危険性が高まる」など、認知症患者の摂食ではときに大きな事故へと発展することがあります。実際に、重度の認知症患者において「咀嚼をしない」「飲み込まない」などの異常行動を示した者では、肺炎による死亡率が多かったとの報告もあります[15]。

したがって、認知症で先行期の障害を呈する場合は、口腔準備期、口腔送り込み期、咽頭期など直接誤嚥に結びつく時期が障害される可能性も高いことを念頭に置いてかかわりましょう。

7 具体的対応の例 [16-20]

認知症により先行期などに問題が生じた場合は、ほとんどの例で労力と時間を要します。患者が口から食べられるようになるまで、根気強くアプローチを続けて行きましょう。対応の具体例を以下に示します。

1）食事に集中できない

集中力の低下や注意障害が問題となる患者では、病室で行うときは「カーテンを閉める」「テレビやラジオを消す」、食堂などで行うときは「出入り口付近を避ける」「にぎやかな他の患者・介助者などの近くを避ける」など、嚥下に集中できるような静かな環境を提供する必要があります（Part5-3参照）。

2）食事に興味を示さない、食物を口に入れたまま動きが止まってしまう

食事に興味を示さない患者、動きが止まってしまう患者では、視覚や嗅覚・触覚などを刺激し、認知機能にはたらきかける必要があります。

特に、介助者が食事介助をする場合では、食事を始める前に、食物をしっかりと認識できるように食物を目の前に持っていったり、鼻の前に食物を持ち上げて匂いを嗅いでもらったりして、どのような食べものであるかを説明します。

また、患者の病前の嗜好を把握し、嚥下機能に合わせて好きな食物を提供します。ご家族の協力を得て食卓を一緒にしてもらうなど、おいしく・楽しく食べられる工夫をすることも重要です。

3）なかなか飲み込まない

実際に口に捕食するときには、介助者が適切なひと口量をすくい、患者の手にスプーンを持たせ、摂食動作を補助すると、スムーズな嚥下が起こる場合があります。

この際に使用するスプーンは、小さめで、スプーンホールが浅い、柄の長いものが、口に取り込みやすくなり、介助者も介助しやすくなります（図4、図5）。大きなスプーンでは口に入れにくくなるため、嘔（え）りにくる動作をする患者もいます。

ちなみに、健常成人の水分の至適嚥下量は約20mL、咀嚼を必要とする食物では5〜9gという報告[21,22]があるので、ひと口量の参考にしてください。

介助者がスプーンを使用し口腔内に食物をさし入れる場合は、必ず食物を舌背中央に配置するようにしましょう（図6-①）[23]。食物を前歯にすりつけたり、口が開いたままの状態で食物を口腔内に落としたりすると、そのあとの送り込みがうまくできずに、さらなる溜め込みの原因になります。

舌背中央に食物を正しく配置するには、食物をすくったスプーンを舌の中央に配置します。そして、ス

図4 スプーンの種類による違い

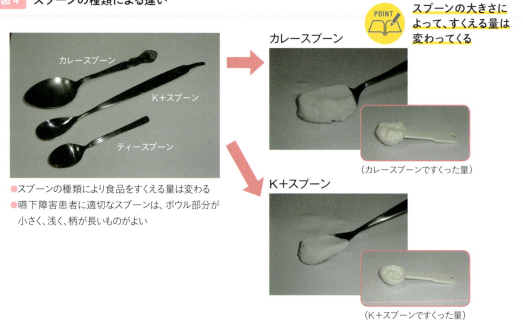

- スプーンの種類により食品をすくえる量は変わる
- 嚥下障害患者に適切なスプーンは、ボウル部分が小さく、浅く、柄が長いものがよい

POINT スプーンの大きさによって、すくえる量は変わってくる

（カレースプーンですくった量）

（K＋スプーンですくった量）

図5 介助時のスプーンの持ち方

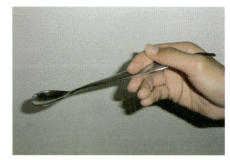

POINT 柄の後方を持つ

- 柄の後方を持つことで奥舌に入れることもできる

図6 舌背中央に食物を配置する方法

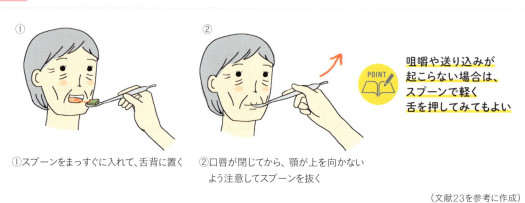

①スプーンをまっすぐに入れて、舌背に置く
②口唇が閉じてから、顎が上を向かないよう注意してスプーンを抜く

POINT 咀嚼や送り込みが起こらない場合は、スプーンで軽く舌を押してみてもよい

（文献23を参考に作成）

図7　嚥下反射促通手技

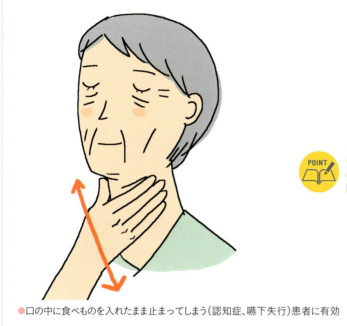

POINT：甲状軟骨から下顎下面へ指で皮膚を上下に摩擦すると、嚥下反射を誘発することがある

- 口の中に食べものを入れたまま止まってしまう(認知症、嚥下失行)患者に有効

（文献24を参考に作成）

図8　認知障害に対するスプーンの使用方法

①スプーンを持ってもらい、一緒に口に運ぶ

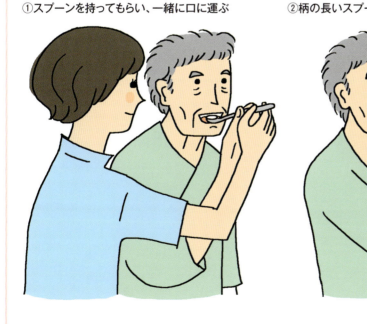

②柄の長いスプーンの、先のほうを持ってもらう

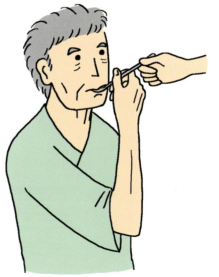

（文献23を参考に作成）

プーンを口腔内から取り出すときには、顎が上を向かないように注意しながら、上口唇に沿うようにやや上向きに引き出すとよいでしょう（**図6-②**）[23]。

　取り込んだあとに咀嚼や送り込みがスムーズに起こるようにするには、スプーンを舌背中央に配置したときに、軽く舌を上下に押しながらスプーンを引き抜くと効果的なことがあります。

　スプーンを引き抜いたあとも咀嚼や送り込みが起こらない場合は、何もすくっていないスプーンをもう一度口腔内に入れて舌を圧迫刺激したり（図5）、嚥下反射促通手技（**図7**）[24]などを用いて喉を上下にさすったりするとよいでしょう。

　口をなかなか開けてくれない患者では、声をかけながら、「スプーンにすくった食物をしばらく下唇に当てておく」「スプーンで軽くトントンと刺激を与える」「指で下唇をそっと開口する」などで対応します。一緒にスプーンを持ってもらってもいいでしょう（**図8**）[23]。

　上記介助を行っても改善されない場合は、誤嚥・窒息予防のため、口腔内の食物をかき出し、食事の中止も検討する必要があります。

〈引用文献〉
1. World Health Organization：International Statistical Classification of Diseases and Related Health Problems. 10th Revision. Geneva：World Health Organization, 1993.
2. World Health Organization 編, 融道男, 中根允文, 小見山実 監訳：ICD-10精神および行動の障害 臨床記述と診断ガイドライン. 医学書院, 東京, 1993.
3. 内閣府：平成28年版高齢社会白書. http://www8.cao.go.jp/kourei/whitepaper/w-2016/zenbun/28pdf_index.html(2019.7.20アクセス)
4. 二宮利治（研究代表者）：日本における認知症の高齢者人口の将来推計に関する研究. 厚生労働科学研究費補助金 行政政策研究分野 総括研究報告書(2015年5月).
5. 朝田隆（研究代表者）：都市部における認知症有病率と認知症の生活機能障害への対応. 厚生労働科学研究費補助金 認知症対策総合研究事業 総合研究報告書(2013年3月).
6. 山脇正永：認知症総論Ⅱ 認知症の疫学. 野原幹司 編, 認知症患者の摂食・嚥下リハビリテーション, 南山堂, 東京, 2011：9.
7. Vasar R, Bennet BD, Babu-Khan S, et al： β-secretase cleavage of Alzheimer's amyloid precursor protein by the tansmembrane aspartic protease BACE. Science 1999；286：735-741.
8. 鈴木隆雄：認知症予防の科学的根拠について. 老年期認知症研究会誌 2017；20(5)：36-38.
9. 厚生労働省：長期入院精神障害者の地域移行に向けた具体的方策に係る検討会. https://www.mhlw.go.jp/stf/shingi/other-syougai_141270.html(2019.7.20アクセス)
10. Kosaka K, Oyanagi S, Matsushita M, et al. ：Presenile dementia with Alzheimer-, Pick- and Lewy-body changes. Acta Neuropathol 1976；36(3)：221-233.
11. Kosaka K, Yoshimura M, Ikeda K, et al.：Diffusetype of Lewybody disease：progressive dementia with abundant cortical Lewy bodies and senile changes of varying degree—a new disease?. Clin Neuropathol 1984；3(5)：185-192.
12. McKeith IG, Dickson DW, Lowe J, et al.：Diagnosis and management of dementia with Lewy bodies：third report of the DLB Consortium. Neurology 2005；65(12)：1863-1872.
13. 平野浩彦：認知症患者に対する摂食嚥下障害と口腔ケアの視点. 老年精神医学雑誌2009；20(12)：1370-1376.
14. 榎本麗子, 菊谷武, 鈴木章, 他：施設入居高齢者の摂食・嚥下機能における先行期障害と生命予後との関係. 日老医誌 2007；44(1)：95-101.
15. Gavazzi G, Krause KH. Aging and infection. Lancet 2002；2(11)：659-666.
16. 小島千枝子：食具を用いた直接訓練法. 才藤栄一, 向井美惠 監修, 鎌倉やよい, 熊倉勇美, 藤島一郎, 他編, 摂食・嚥下リハビリテーション 第2版, 医歯薬出版, 東京, 2007：189-195.
17. 清水充子： 摂食・嚥下障害に対する直接訓練. Mod Physician 2006；26(1)：57-64.
18. 向井美惠, 鎌倉やよい：摂食・嚥下障害ベストナーシング. 学研メディカル秀潤社, 東京, 2010：111-114.
19. 藤島一郎：脳卒中の摂食・嚥下障害 第2版. 医歯薬出版, 東京, 1998：88-95.
20. 清水充子：嚥下訓練・摂食訓練. 藤谷順子 編, 摂食・嚥下リハビリテーション実践マニュアル, MED RIHABIL 2005 増刊号；57：41-57.
21. 宮岡里美, 宮岡洋三, 山田好秋：食塊量の増減に伴う嚥下感覚の変化. 日本摂食・嚥下リハビリテーション学会誌 2001；5(1)：25-31.
22. 小松澤純子：健常成人における自由嚥下時の摂食・嚥下機能の検討. 愛院大歯 2007；45(1)：15-34.
23. 聖隷嚥下チーム：嚥下障害ポケットマニュアル 第3版. 医歯薬出版, 東京, 2011：117-118.
24. 聖隷嚥下チーム：嚥下障害ポケットマニュアル 第3版. 医歯薬出版, 東京, 2011：108.

〈参考文献〉
1. 日本神経学会 監修, 「認知症疾患診療ガイドライン」作成委員会 編：認知症疾患診療ガイドライン2017. 医学書院, 東京, 2017.
2. 若林秀隆：高齢者の摂食嚥下サポート—老嚥・オーラルフレイル・サルコペニア・認知症—. 新興医学出版社, 東京, 2017.
3. 野原幹司 編：認知症患者の摂食・嚥下リハビリテーション. 南山堂, 東京, 2011.

Part 6

3

三鬼達人

抗精神病薬投与患者での留意点は?

Answer

抗精神病薬の副作用である錐体外路症状により、嚥下の各期にさまざまに影響。
疾病からの「注意力の散漫」「摂食動作上の問題」にも注意する

1 抗精神病薬の副作用

抗精神病薬を服用している患者において、嚥下障害、特に窒息や誤嚥性肺炎が臨床的に問題になることがあります[1]。

抗精神病薬(**表1**)[2]は、統合失調症や躁状態、急性興奮状態の患者において、幻覚・妄想状態などの精神症状を治療するために用いられますが、異常興奮を抑えるためにドーパミンD_2受容体を遮断する作用があります[3]。しかし、黒質線条体系のドーパミン受容体も遮断してしまうため、錐体外路症状などの副作用を招きやすくなります[4]。

この副作用は特に、従来から使用されてきた定型抗精神病薬に起こりやすいとされています。一方、非定型抗精神病薬では、錐体外路症状が起こりにくいとされていますが、これらの薬の単剤投与は少ないのが現状であるため、抗精神病薬の服用中には副作用の出現には注意が必要です[3]。

2 副作用の摂食嚥下に対する影響

錐体外路症状は、パーキンソン症状(振戦、筋固縮、無動)やアカシジア、ジスキネジアなどによる異常不随意運動やジストニアによる筋緊張の亢進によって、手足のふるえや身体のこわばり、歩行困難、じっとしていられなくなる、などの症状が出現します。

摂食嚥下の各期への影響を**表2**に示します。

3 治療薬の影響

さらに、錐体外路症状に対して抗パーキンソン病薬が処方されている場合、あるいは抗コリン作用が強い抗精神病薬が処方されている場合は、それらのもつ抗コリン作用により、唾液分泌抑制も起こりやすくなります。

また、抗精神病薬を多量に服薬している患者では、ドーパミン受容体遮断の影響により咳嗽反射の閾値が上昇し不顕性誤嚥のリスクも高くなります[5]。

4 疾病自体の影響

精神障害者では、抗精神病薬の副作用だけではなく、疾病に起因する注意力の散漫、あるいは摂食動作上の問題(丸飲み、詰め込み食べ、早食いなど)があり、誤嚥・窒息のリスクが増加します。

また、薬の副作用と、口腔環境への無関心から、口腔内衛生状態が悪い場合も多いでしょう[5]。

5 摂食嚥下障害ケアのポイント

それらを踏まえた抗精神病薬服用患者の摂食嚥下に関連するケアを、**図1**に示します。

〈引用文献〉
1. 宇山理沙:食べる機能を障害する疾患とその対応 精神疾患・認知症. 特集 食べる機能の障害と栄養ケア, 臨床栄養 2007;111(4):482-487.
2. 三鬼達人:抗精神病薬内服時の嚥下障害への対応. 向井美恵, 鎌倉やよい 編, 摂食・嚥下障害ベストナーシング, 学研メディカル秀潤社, 東京,2010:166-168.
3. 長嶺敬彦:抗精神病薬の「身体副作用」がわかる. 医学書院, 東京, 2006:16-18,112-127.
4. 長嶺敬彦:有害事象からみた多剤併用療法の問題点. 精神科治療学 2005;20(3):295-298.
5. 村田尚道, 屋代英見, 稲本淳子, 他:精神疾患・精神障害者の口腔環境に及ぼす因子の解析―安静時唾液分泌量について―. 口腔衛生会誌 2006;56(4):490.

〈参考文献〉
1. 水野美邦:神経内科ハンドブックー鑑別診断と治療 第4版. 医学書院, 東京,2010.

Part 6 状態別対応

表1 抗精神病薬の種類

分類	製品（例）
定型抗精神病薬	●ウインタミン® ●コントミン® ●トロペロン® ●セレネース® ●レボトミン®
非定型抗精神病薬	●エビリファイ® ●ルーラン® ●ジプレキサ® ●セロクエル® ●リスパダール®
その他	●バルネチール® ●ドグマチール® ●ロドピン®

（文献2より引用、一部改変）

錐体外路症状などの副作用を招きやすく、摂食嚥下に影響を及ぼす可能性がある

表2 抗精神病薬の副作用が嚥下に及ぼす影響

	病態（状態）	影響
パーキンソン症状	●動作が鈍くなる ●動作の開始が遅延、開始不能	●開口に時間がかかったり、口腔内に食物をスムーズに取り込むことが不十分になる ●振戦がある場合は、食物を箸やスプーンで捕食することが困難になる ●食物を口腔内に取り込めたとしても、咀嚼運動がなかなか開始されない場合もある ●水分などの液体物では、口腔内保持能力が低下するため、早期咽頭流入を起こし、誤嚥につながる恐れがある
アカシジア	●静座不能となり、常に手足を動かし、そわそわした状態	●食事中に座っていることができなくなり、集中力の低下が起こる
ジスキネジア	●顔面、舌、口唇、体幹などにみられる、無目的で比較的速い不随意運動 （＊ジストニアに比べ不随意運動はなめらかな動き）	●特に遅発性ジスキネジアの場合、舌や口に不随意運動が出現すると、食物を口腔内に取り込めない、咀嚼運動が困難となる、食塊形成ができなくなる、口腔から咽頭への送り込みが困難となる、などの症状が出現する ●食物を丸飲みで飲み込もうとしたり、頸部を伸展させ食物を咽頭へ送り込もうとしたりする。窒息のリスクが高まる
ジストニア	●主に近位筋群、体幹筋群に不随意運動を呈する ●顔面にジストニアが出現した場合は、顔面筋の緩徐な不随意運動が出現し、口を開いたまましかめ面をするような運動、口を突き出す、目をやや硬めにつぶるような症状が出現 （＊ジスキネジアとの違いは、ジスキネジアはなめらかな、比較的早い連続性の運動であるのに対し、顔面ジストニアは、1つの運動が誘発されると、それが暫時継続して、顔面筋の随意収縮を行うことが困難になる）	●舌運動制限による送り込み・食塊形成不全・舌口蓋閉鎖不全などが出現する ●頸部の姿勢異常により誤嚥のリスクや、嚥下関連筋群の可動域制限による広範囲な嚥下障害が出現する

図1 抗精神病薬服用患者の摂食嚥下ケア

①口腔ケア
- 異常姿勢がある場合は、基本的に介助で行う
- うがい、洗口時は誤嚥に注意する
- ケア中に休憩をとりながら行う
- 口腔乾燥がひどい、口腔機能の低下があれば口腔機能向上訓練を行う（Part4-3参照）

②食事姿勢の調整、介助方法
- 異常姿勢がある場合は、基本的に介助で行う。この場合、誤嚥、窒息等の不測の事態に備え、吸引器を準備するなどリスク管理を徹底する
- 不随意運動や筋緊張の強い患者では、状況に応じてベッド上、リクライニング姿勢で食事を行う。体幹や頸部が安定するようにクッションなどを用いる。特に頸部の異常姿勢（頸部後屈位）には十分な姿勢調整が必要
- 痙性が強い場合は、食事を中止することも必要
- 食前に頸部や肩・肩甲骨などのリラクゼーション目的で嚥下体操を行うとよい（Part4-1参照）
- 前屈姿勢で、詰め込み食べや、早食い、かき込むように食べる患者には、摂食姿勢の訓練を行う

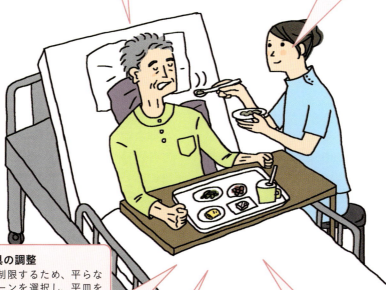

③食器・食具の調整
- ひと口量を制限するため、平らな小さいスプーンを選択し、平皿を使用してすくい取る量を制限する
- 食器の数を増やし、1つの食器内の食品量を減らす
- 手の振戦が強い場合は、テーブルに肘を自然な状態で置けるように調整する

④食事内容の調整
- 摂食動作に問題：主食を粥にする、おかずをひと口大にカットする
- 口腔乾燥が強い：あんかけやとろみをつける、ゼリーなどを用いた交互嚥下を行う（ひと口量が多くならないようスライスゼリーにする）
- 丸飲み込みを行う：食形態をペースト状にする（カロリーが不足する場合は栄養補助食品を用いる）
- 咽頭期に問題がある：窒息のリスクが高い場合は食形態をペースト状にする。ひと口量の調整を行う。早期咽頭流入の恐れがある場合は、息こらえ嚥下を指導する、水分にとろみをつける。咽頭残留が疑われる場合は交互嚥下を行う

⑤観察
- 摂食動作に問題がある場合は、窒息等を想定して患者のそばを離れない
- 「摂食スピード」「ひと口量」「咀嚼回数」「咀嚼の状況」「送り込みの状況」をもとに、ペースが速い場合、ひと口量が多すぎる場合は声をかける（守られないときは食事を中止）
- 嚥下を確認してから次のひと口を取り込むようにしてもらう

Part 6

4 神経難病(パーキンソン病、重症筋無力症)患者での留意点は?

三鬼達人

Answer 症状が変化しやすいため、摂食嚥下障害の変化を予測しながら進める。アプローチ方法を誤るとかえって状態を悪化させる場合があることに注意

1 神経難病患者における摂食嚥下障害

神経筋疾患患者の摂食嚥下障害を検討する場合、大きく以下の3つのタイプに分けて考えます。
1)急速に進行するタイプ(筋萎縮性側索硬化症など)
2)緩徐に進行するタイプ(筋ジストロフィー、パーキンソン病など)
3)変動するタイプ(重症筋無力症や多発性硬化症、パーキンソン病〈薬剤の有効性〉など)

1)急速に進行する神経難病への対応

筋萎縮性側索硬化症(amyotrophic lateral sclerosis:ALS)などでは短期間で経口摂取が困難となるため、病状の進行に合わせて摂食嚥下障害のアプローチ方法を変更していく必要があります。

アプローチする際には、過度の運動・訓練でむしろ筋力が低下してしまう過用性筋力低下に留意しながら注意深く対応していく必要があります。また、患者自身が急速に進行する嚥下障害に対して障害受容ができないことも多くあるため、心理的サポートが必要です。

2)緩徐に進行する神経難病への対応

患者自身が摂食嚥下障害の症状出現に気づかず病識が乏しい場合があり、主訴がないこともあります。症状の出現が緩徐のため家族もその存在に気づいていないこともあります。

したがって、日常の細かい変化に注意しながら定期的な摂食嚥下機能評価を行います。また長期的な管理が必要となるため、在宅での対応にも注意していきます。

3)変動する神経難病への対応

重症筋無力症(myasthenia gravis:MG)のように日内変動を起こす場合、摂食場面において食べ始めと後半で摂食嚥下障害が変化したりすることもあります。

あるいは多発性硬化症(multiple sclerosis:MS)などでは、疾患の治療過程で摂食嚥下障害が悪化したり改善したりするものもあります。

パーキンソン病では、wearing-off現象*やon-off現象など治療薬の効果によって影響を及ぼすこともあります。

以上のような変動する疾患では、病態によって症状の出現に違いがあるため、摂食嚥下障害の変化を予測し、きめ細かい観察や評価を行っていく必要があります。症状増悪時には、経口摂取をいったん中止し、経管栄養法に変更するなどの対応も必要です。

神経筋疾患では、病態によって摂食嚥下障害の症状の出現、進行が多岐にわたるため、きめ細かい観察と対応が求められます。また、アプローチ方法を誤るとかえって状態を悪化させてしまう場合もあるため、主治医の指示を遵守し多職種連携でのチームアプローチで対応していくことが肝要です。

2 嚥下障害が頻発する神経難病への対応

ここでは、嚥下障害が頻発しやすいパーキンソン病、重症筋無力症、筋萎縮性側索硬化症の嚥下障害の特徴について説明します。

---

*【wearing-off現象】=抗パーキンソン病薬(L-dopa:レボドパ)の長期服用に伴う副作用の1つ。薬効持続時間が短縮(1～2時間)し、次の服用までに薬の効果が切れ、症状の悪化を認める。on-off現象についてはPart6-2・表3参照。

表1　HillelらによるALS（嚥下）重症度スケール（要約）

	中分類	嚥下重症度
10	正常食習慣	嚥下障害の訴えがなく、検査上も異常を認めない
9	正常食習慣	食物が口腔内のくぼみに残留、咽頭に付着といったわずかな異常のみ
8	初期摂食異常	嚥下困難は訴えるが常食を摂取し、時にむせ込みを認める
7	初期摂食異常	食事時間の有意な延長と1口量の減少が必要
6	食物形態の変化	基本的に軟らかい食物形態に限定され、食事の調整が必要
5	食物形態の変化	まだ経口で全量摂取可能だが、基本的に流動食に限定される
4	要経管栄養	50％以上の栄養量を経口摂取可能だが、経管栄養の併用が必要
3	要経管栄養	基本的に栄養と水分を経管にて摂取
2	経口摂取不能	経口摂取不能であり、分泌物は吸引や薬により管理
1	経口摂取不能	分泌物の誤嚥があり、侵襲的な管理を必要とする

ALS重症度スケールでは10段階のスケールで10が最もよく、数字が低くなるにつれ状態が悪いことを示しており、さらに中分類として正常食習慣、初期摂食異常、食物形態の変化、要経管栄養経口摂取不能の5段階に分けられている。

（文献8より引用）

1）パーキンソン病

①疾患

パーキンソン病の4大徴候は「安静時振戦」「筋強剛」「無動・寡動」「姿勢反射障害」です。病状の進行により程度の差はあるものの嚥下障害は必発で、その頻度として、約半数の方に嚥下障害が発症するといわれています[1]。

②摂食嚥下への影響と対応

パーキンソン病の摂食嚥下障害患者の特徴としては、摂食嚥下障害の自覚に乏しく、不顕性誤嚥の可能性が高いことにあります[2]。誤嚥性肺炎の発症率が高くなるため、嚥下内視鏡検査や嚥下造影等で適切に嚥下機能評価を行い、対応方法を検討する必要があります[3]。

また、パーキンソン病の重症度に伴って嚥下障害の頻度が高くなることが知られていますが、嚥下機能は必ずしも重症度や臨床症状と関連しないことが報告されています[4]。

2）筋萎縮性側索硬化症（ALS）

①疾患

ALSでは呼吸不全と嚥下障害が並行して進行し、高率に摂食嚥下障害をきたします[5,6]。

②摂食嚥下への影響と対応

一般的に病初期では固形物や粘稠な食物の嚥下が困難となり、病気の進行に伴い水分および唾液でもむせるようになります。

食事を行うときには疲労を起こしやすいため、1回の食事量を減らし分割して食事が摂取できるように調整します。また、短期間で経口摂取ができなくなることがあるため、栄養管理をしっかりと行うなど先を見越した対策が重要となります。

ALSにおける嚥下機能の指標として、Amyotrophic Lateral Sclerosis Severity Scale（ALS重症度スケール）[7]が用いられます（表1）[8]。

3）重症筋無力症（MG）

①疾患

重症筋無力症は、嚥下関連筋群の筋力低下が原因で嚥下障害をきたします。その頻度として、40％以上に嚥下障害が発症するといわれています[5]。

②摂食嚥下への影響と対応

重症筋無力症は、日内変動や易疲労性により嚥下障害が悪化するため注意が必要です。

運動を繰り返すことで筋力低下が悪化するので、食事開始時には良好に食べられていても食事後半で嚥下が困難になりやすい特徴があります。また、早朝よりも夕方のほうが症状の増悪を認めます。

積極的なリハビリテーションにより筋力低下を増悪させてしまうことがあるため注意が必要です。

〈引用文献〉
1. Leopold NA, Kagel MC：Laryngeal deglutition movement in Parkinson's disease. *Neurology* 1997；48(2)：373-375.
2. Bird MR, Woodward MC, Gibson EM, et al.：A symptomatic swallowing disorders in elderly patients with Parkinson's disease：A description of findings on clinical examination and video fluoroscopy in sixteen patients. *Age Ageing* 1994；23(3)：251-254.
3. 日本神経学会 監修, 「パーキンソン病治療ガイドライン」作成委員会 編：パーキンソン病治療ガイドライン2011. 医学書院, 東京, 2011：126-129.
4. Monte FS, da Silva-Júnior FP, Braga-Neto P, et al.：Swallowing abnormalities and dyskinesia in Parkinson's disease. *Mov Disord* 2005；20(4)：457-462.
5. Desport JC, Preux PM, Truong TC, et al.：Nutritional status is a prognostic factor for survival in ALS patients. *Neurology* 1999；53(5)：1059-1063.
6. 日本神経学会 監修, 「筋萎縮性側索硬化症診療ガイドライン」作成委員会 編：筋萎縮性側索硬化症診療ガイドライン2013. 南江堂, 東京, 2013：106-113.
7. Strand EA, Miller RM, Yorkston KM, et al.：Management of oral—pharyngeal dysphagia symptoms in amyotrophic lateral sclerosis. *Dysphagia* 1996；11(2)：129-139.
8. 肥後隆三郎：「臨床セミナー 口腔咽頭疾患と嚥下機能」神経・筋疾患における摂食・嚥下障害. 口咽科 2011；24(1)：17-20.

〈参考文献〉
1. Colton-Hudson A, Koopman WJ, Moosa T, et al.：A prospective assessment of the characteristics of dysphagia in myasthenia gravis. *Dysphagia* 2002；17(2)：147-151.
2. 湯浅龍彦, 野崎園子 編：神経・筋疾患 摂食・嚥下障害とのおつきあい～患者とケアスタッフのために～. 全日本病院出版会, 東京, 2007.

Part 6

5 経鼻経管栄養患者で経口摂取を併用する場合の留意点は？

三鬼達人

Answer　直接訓練を並行する場合には、経鼻胃チューブは「細く」「やわらかい」ものを選択し、咽頭でのチューブの走行が一側の咽頭をまっすぐに通過するように注意する

　経管栄養法には、経鼻経管栄養法（nasogastric feeding：NG）と胃瘻（percutaneous endoscopic gastrostomy：PEG）などがあり、摂食嚥下障害患者には、間欠的口腔カテーテル栄養法[*1]（intermittent oral catheterization：IOC）[1]が選択されることもあります。

　PEGやIOCでは、口腔ケアや訓練時に咽頭を通過するチューブがなく、特別な配慮は不要です。ここでは、経鼻経管栄養法で、経鼻胃チューブ（NGチューブ）を留置している場合の注意点について述べます。

1 経鼻胃チューブ留置中の注意点

　経鼻経管栄養法は、鼻腔からチューブを挿入し、胃内に栄養チューブの先端を留置して栄養剤や水分を注入する経管栄養法のことです。特徴を表1に示します。

　手技が簡便で低コストのためすべての医療機関で広く普及している方法ですが、持続的に経鼻胃チューブが挿入されているため、鼻腔や咽頭に常に異物感があり、咽頭感覚が残存している例では非常に不快を覚えます。また、経鼻胃チューブ周囲に分泌物が付着し、鼻腔や咽頭内が汚染されやすい状況にあります。

　経鼻胃チューブが咽頭の中央を下行した場合やとぐろを巻いてしまった場合、あるいは太いチューブの場合などには、喉頭蓋の反転運動を妨げ、誤嚥を誘発してしまうこともあります[2]（図1）。

　また、経鼻胃チューブを留置していることにより、胃食道逆流を惹起し、誤嚥性肺炎のリスクも高くなります[3]。

　したがって、経鼻胃チューブ留置中の違和感や嚥下運動への影響を少なくするためには、可能な限り細くやわらかいチューブ（8Fr[*2]程度）を選択し、咽頭でのチューブの走行が一側（右→左のように横切らない）になるように通過させることが重要です。

　以下に、嚥下運動への影響を少なくする経鼻胃チューブの選択、挿入・留置方法、経管栄養の安全な注入方法について示します。

2 嚥下への影響を少なくするチューブ選択

1）経鼻胃チューブの種類

　経鼻胃チューブの材質は、主にポリ塩化ビニール、シリコン、ポリウレタン製で、単腔式と二腔式の2種類があります。

　前者は経管栄養を注入するときに、後者は持続吸引を必要とするときに使用されます。

　適性を表2に示します。嚥下運動の妨げになりづらいのは、やわらかい材質のチューブです。

2）経鼻胃チューブのサイズ

　経鼻胃チューブのサイズは、年齢や注入内容を考慮して決める必要があります。

　乳幼児を対象とした3～8Fr（全長40cm）のもの、成人を対象とした5～16Fr（全長120cm）のものが販売されています。

　水分や成分栄養剤などを注入する場合は、5Fr以上のサイズのチューブを選択します。半消化態栄養剤

[*1]【間欠的口腔カテーテル栄養法（IOC）】＝経腸栄養剤注入時にそのつど口から栄養チューブを挿入し（間欠的）、先端を食道あるいは胃に留置して注入する方法。食事のとき以外はチューブから解放されるため、活動が制限されにくい。一般的に比較的短時間（50mL/分）での注入が可能。適応として、透視下で食道機能に問題がないことを確認して行う。

[*2]【Fr（フレンチ）】＝フレンチ式カテーテルのサイズの単位。主に外径を示す。3Fr＝約1mm。

表1 経鼻経管栄養法（経鼻胃チューブ）の特徴

利点	欠点
●低コスト ●手技が簡便 ●広く医療機関に普及している	●挿入時の痛み ●持続する異物感 ●鼻腔・咽頭・喉頭・食道・胃粘膜の損傷 ●消化管裂孔 ●鼻腔や咽頭内の経鼻胃チューブ周囲の汚染 ●誤嚥性肺炎の高リスク ●経鼻胃チューブの誤挿入 ●審美的な問題 ●偶発的な自己（事故）抜去

図1 経鼻胃チューブの影響

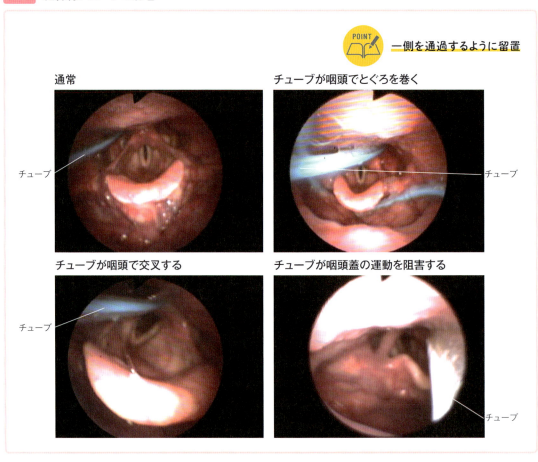

POINT 一側を通過するように留置

通常／チューブが咽頭でとぐろを巻く／チューブが咽頭で交叉する／チューブが咽頭蓋の運動を阻害する

表2 経鼻胃チューブ：嚥下を障害しにくい材質

ポリ塩化ビニール	●安価で経済的 ●材質は比較的やわらかいが、消化液による変性で硬化するため長期間使用するには不向き（1週間程度での交換が必要）
シリコン、ポリウレタン	●やわらかくて粘膜刺激が少ない 　（ポリ塩化ビニールに比べて刺激が少ないので嚥下には有利と考えられる） ●消化液による変性が少ないため長期間の経鼻経管栄養法に適する

を注入する場合は、詰まりやすいため8Fr以上のサイズを選択します。14Fr以上の太いチューブでは、先端が胃壁に押し付けられていると胃壁を損傷する危険性があります。

留置時の違和感や嚥下運動への影響を少なくするためには、細く（8Fr程度）、やわらかい（シリコンやポリウレタン製の）チューブを選択するとよいでしょう。

3 嚥下への影響を少なくするチューブ留置

チューブの挿入方法・確認方法と、嚥下を妨げないための注意点について図2に示します。

4 直接訓練中のチューブの取り扱い

経鼻胃チューブ留置中の患者に嚥下訓練を行うときは、チューブのサイズと咽頭の走行に注意を払います。

1）チューブのサイズ

健常者での8Fr経鼻胃チューブ挿入中の嚥下回数の変化について、挿入直後には嚥下回数の増加を認めたが、時間経過に伴い嚥下回数が減少したとの報告があります。これは、挿入直後には挿入時の刺激により嚥下反射が増加したが、時間経過とともにチューブによる慢性的な刺激で嚥下の反射機構になんらかの影響（嚥下反射の減弱等）を与えたのではないかと示唆しています[4]。

したがって、チューブのサイズを選択するときには、鼻腔や咽頭での違和感をできる限り少なくすることと、チューブが挿入されていることにより、嚥下反射そのものの減弱が起きている可能性が高いと推測し、細い

チューブ（8Frチューブがよい）を選択することが望ましいといえます。

2）チューブの咽頭での走行

咽頭でのチューブの走行は、一側の咽頭をまっすぐ通過していることが重要です。メカニズムの項でも述べましたが、食塊が咽頭を通過するときには、喉頭蓋が反転することにより喉頭への食塊の侵入を防ぎます。

したがって、経鼻胃チューブが咽頭の中央を下行した場合やとぐろを巻いてしまった場合、あるいは太いチューブの場合などには、喉頭蓋の反転運動を妨げ、誤嚥を誘発してしまうこともあります[2]（図1）。

〈引用文献〉
1. 尾崎隆之：代替（補助）栄養法の種類と選択. 本多知行, 溝尻源太郎編, 医師・歯科医師のための摂食・嚥下障害ハンドブック 第2版, 医歯薬出版, 東京, 2002：188-195.
2. 大野綾, 藤島一郎, 大野友久, 他：経鼻経管栄養チューブが嚥下障害患者の嚥下に与える影響. 日本摂食・嚥下リハビリテーション学会誌 2006；10(2)：125-134.
3. Metheny NA：Risk factors for aspiration. JPEN J Parenter Enteral Nutr 2002；26(6 Suppl)：s26-33.
4. 野原幹司, 小谷泰子, 佐々生康宏, 他：経管チューブ挿入にともなう嚥下頻度の変化. 日本摂食・嚥下リハビリテーション学会誌 2005；9(1)：51-55.
5. 聖隷三方原病院嚥下チーム：嚥下障害ポケットマニュアル 第2版, 医歯薬出版, 東京, 2003：155-156.

〈参考文献〉
1. 日本看護協会：経鼻栄養チューブの誤挿入・誤注入事故を防ぐ. 協会ニュース 医療・看護安全管理情報 No.8 2002；422.
2. 認定病院患者安全推進協議会：提言 経鼻栄養チューブ挿入の安全確保, 認定病院患者安全推進協議会ホームページ, 活動成果 提言一覧表 2006年3月31日(PDF). https://www.psp.jcqhc.or.jp/readfile.php?path=/statics/teigen/teigen200704051052138.pdf(2019.7.20アクセス)
3. 秋山純一, 藤澤智雄, 大和滋, 他：胃食道逆流患者におけるOmeprazole長期投与中の酸分泌抑制効果の検討. Ther Res 2003；24(5)：785-788.
4. 杉本光繁, 吉田隆久, 梶村昌良, 他：Rabeprazole, Famotidine投与におけるCYP2C19遺伝子多型に応じた酸分泌抑制効果の検討. 胃分泌研会誌 2004；36：49-53.
5. 吉田隆久, 白井直人, 杉本光繁, 他：CYP2C19遺伝子多型のLansoprazoleによるGERD治療への影響. Ther res 2004；25(4)：844-849.

Part6 状態別対応

図2 経鼻胃チューブ挿入手技と注意点

- 嚥下の妨げとなりにくい「8Fr」チューブは、コシがなく挿入しにくいため、ガイドワイヤーつきのものを使用する
- 挿入時の姿勢は、リクライニング30°、軽く頸部前屈位をとる
- 咽頭でのチューブの交差を避けるため、チューブを挿入する鼻腔とは反対側に頸部を回旋させる（下図）。頸部を回旋させることにより、回旋側と反対側の咽頭腔と梨状陥凹が広がり、挿入しやすくなる。また、食道の入口を通過させるときに、頸部を突出させる方法もある

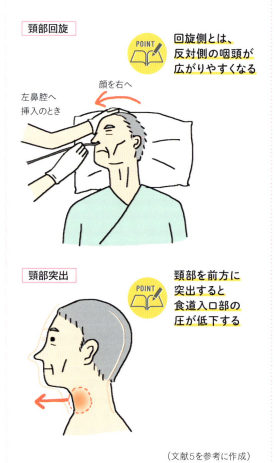

頸部回旋
POINT 回旋側とは、反対側の咽頭が広がりやすくなる
左鼻腔へ挿入のとき　顔を右へ

頸部突出
POINT 頸部を前方に突出すると食道入口部の圧が低下する

（文献5を参考に作成）

- チューブの挿入の長さは、耳介から鼻孔までと鼻孔から剣状突起までの距離を参考にする。成人では50cm前後で胃内に到達する
- 鼻腔・咽頭を十分に清潔にする
- チューブに潤滑油を塗布する
- 鼻孔より顔面に対して60°〜80°の角度でゆっくりチューブを挿入し、咽頭まで進める
- 下咽頭（15cm程度）まで進めていくと、食道入口部で抵抗感がある。嚥下運動とともに通過させる
- チューブを予定の長さまで進める。通常は、食道入口部を通過すれば胃内まで抵抗なく進めることができる
- 抵抗感がある場合は、下食道括約筋部でつかえている可能性がある。無理な挿入は、潰瘍形成や裂孔を起こす危険性がある。抵抗感がある場合は体位を変えるなど、姿勢を整えて再挿入を試みる
- 胃内容物を吸引する。胃液、胃内容物が吸引されれば、チューブの先端が胃内にあることがわかる
- 吸引しにくい場合は、口腔・咽頭内を確認し、さらに5cmほど挿入する、体位変換をする、時間をおいてから再度吸引するなど行う
- ここで可能ならば、pH測定を行うとさらによい（pHが5.5以下であれば、栄養剤の注入を開始できる。一方、pHが6.0以上であれば誤挿入の危険がある）[5]
  ※ただし、PPI（プロトンポンプ阻害薬、タケプロン®など）を服用中の患者では、24時間胃内pHモニタリングが、pH4.0〜6.0で推移していることがあるため、慎重な判断を要することもある[3-5]
- チューブを固定する
- ガイドワイヤーを抜去する
- X線撮影でチューブの先端位置を確認する（X線不透過ラインのあるチューブが望ましい）
- チューブに挿入位置のマーキングをする
- チューブは、2週間程度をめやすに交換する

Part 6
6 気管切開患者での留意点は?

三鬼達人

Answer 喉頭挙上制限などによって誤嚥の危険性があり、リスクが高い。
嚥下内視鏡検査(VE)や嚥下造影(VF)での評価が必要

 直接訓練開始時に注意すること

　気管切開は「①上気道狭窄・閉塞に対する気道の確保」「②下気道分泌物・貯留物の排除」「③呼吸不全の呼吸管理」の目的のために行われます[1]。

　気管切開が行われると排痰や吸引が容易にできる反面、患者は基本的に発声ができなくなるため、精神的なストレスがあります。また、嚥下機能への弊害として「喉頭挙上制限」「声門下圧の低下」「咳嗽反射の閾値上昇」「カフによる食道入口部の圧迫」などにより、嚥下機能を低下させてしまいます(**表1**)[2]。

　したがって気管切開患者では、直接訓練は気管切開部が閉鎖されてから行うほうが容易です。リスクが高いため、直接訓練を施行する場合は、可能ならば嚥下内視鏡検査(VE)や嚥下造影(VF)で評価を行ってから始めるほうがよいでしょう。

直接訓練時のカニューレの選択

　誤嚥した場合は、気管切開部から食物が排出されることで確認されますが、このようなことが起こらないような条件を検討する必要があります。

　訓練施行時には、可能な限り気管カニューレの影響を小さくするために、カフつきカニューレであればカフを脱気し、さらに可能であればスピーチカニューレに変更したり、レティナなどの刺激の少ないカニューレに変更したりするとよいでしょう(**図1**)。

表1 摂食嚥下障害への気管切開の弊害

喉頭挙上制限	●咽頭期における喉頭挙上運動の制限が起こることにより、喉頭挙上のタイミングがずれたり、喉頭閉鎖が不十分となったりすることにより、誤嚥の可能性が高くなる
声門下圧の低下	●呼気が声門方向へ流れないため、喉頭侵入や誤嚥した食物、唾液を喀出することが不十分となる
咳嗽反射の閾値上昇	●カニューレが挿入されることにより、喉頭、気管の咳嗽反射の閾値が上昇し誤嚥をしてもむせにくくなる
カフによる食道入口部の圧迫	●カフが食道入口部を圧迫してしまい、食塊の通過障害が起こることがある

(文献2を参考に作成)

〈引用文献〉
1. 堀口利之:気管切開とカニューレの選択.藤谷順子 編,摂食・嚥下障害リハビリテーション実践マニュアル,MED REHABIL 2005 増刊号;57:187-196.
2. 鎌倉やよい,藤本保志,深田順子編:気管切開による嚥下機能への影響.嚥下障害ナーシング,医学書院,東京,2000:46-47.

図1 直接訓練に向くカニューレ

直接訓練の際はカフを脱気する。あるいはカフのないタイプに変更する

コーケンネオブレス（スピーチタイプ）

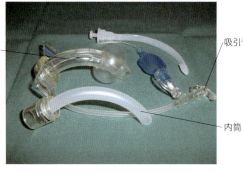

外筒（カフ、空気孔有）／吸引ライン／内筒

- カフつきカニューレは上気道と下気道を遮断し、効率のよい呼吸管理が可能
- 吸引ラインからはカフの上部に溜まった唾液などを除去できるため、唾液のたれ込みによる誤嚥を軽減することができる
- 内筒を抜いた状態で、カニューレ口を指やワンウェイバルブで塞ぐことにより発声が可能となるため、咽頭クリアランスが良好となる

コーケンPPカニューレ（複管）

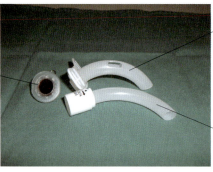

ワンウェイバルブ／外筒（空気孔有）／内筒

- 内筒を着脱することでパイプ内の洗浄が可能で、痰などによる閉塞の予防ができる。また、嚥下訓練も行いやすくなる
- 内筒を抜いた状態でカニューレ口を指やワンウェイバルブで塞ぐことにより、発声訓練や咳嗽訓練ができる
- カフがないため、喉頭挙上制限が少なくなり、嚥下訓練も行いやすくなる

特殊形状チューブ（レティナ）

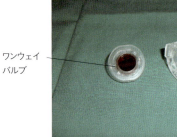

ワンウェイバルブ／レティナ

- 気管切開を必要とするものの、軽度呼吸不全など全身状態が比較的安定している場合に使用する
- 気管内腔に突出する部分が必要最低限で軽量であることから摂食嚥下訓練が行いやすい
- ワンウェイバルブを使用することで呼気流量が増加し発声発語に有利となる。また、摂食訓練もより生理的な状態で実施できる

索 引

数字・欧文

1～2%とろみ水4ccテスト	55, 57
1日必要栄養量	14
1日必要水分量	14
1本磨き用ブラシ	83, 84
30mL水のみテスト	55, 57
4期モデル	2
5期モデル	4
ACE阻害薬	21
CO$_2$ナルコーシス	92
EAT-10（Eating Assessment Tool-10）	34
GCS（Glasgow Coma Scale）	34
in-out	16
JCS（Japan Coma Scale）	10, 34, 54
K-point	77
Logemannの誤嚥の分類	v, 19
Mendelson症候群	20
Millerの分類	76
Oral Health Assessment Tool（OHAT）	63, 64

和文

あ

アカシジア	153
アマンタジン塩酸塩	21
アルツハイマー型認知症	145

い

医学的安定性評価	52
息こらえ嚥下	130
意識障害	12, 85
意識状態の鑑別	34
意識レベル	10
胃食道逆流	134
一側嚥下	130
一側性障害	142
いびき様音	49
咽頭	iv, 4, 6, 50, 161
咽頭期	4
咽頭クリアランスの低下	v
咽頭残留	50, 126, 129, 132

う

う蝕	63
右肺下葉	47

え

栄養管理の選択アルゴリズム	9
栄養状態の整え方	14

（右段）

嚥下圧の低下	v
嚥下運動	94
嚥下おでこ体操	105
嚥下後誤嚥	v, 18
嚥下障害	153
嚥下障害リスク評価尺度（改訂版）	34
嚥下性無呼吸	5
嚥下前誤嚥	v, 18
嚥下前・後レントゲン撮影	44
嚥下造影（VF）	50, 52, 136, 142, 163
嚥下体操	94, 120
嚥下中誤嚥	v, 18
嚥下調整食の例	139
嚥下内視鏡検査（VE）	50, 52, 136, 142, 163
嚥下の2様式	2
嚥下反射	v, 4, 6, 12, 19, 21, 98, 126
嚥下反射促通手技	151

お

オーラルフレイル	62
汚染	74
汚染除去	82
音節交互反復運動	41

か

開口	77, 79, 126
開口器	70
介助者	126
咳嗽	29
咳嗽（の）訓練	20, 106
咳嗽能力	106
改訂水のみテスト	42, 55, 57
会話明瞭度検査	40
下咽頭	iv
仮急性麻痺	94
核・核下性障害	142
顎下腺	81
喀出	29
核上性障害	142
覚醒	120
喀痰吸引	29
学会分類2013（食事）早見表	138
学会分類2013（とろみ）早見表	116
痂皮化	83
過用症候群	111
空嚥下	126
加齢による摂食嚥下諸器官の変化	9
環境調整	114, 120
間欠的口腔カテーテル栄養法	159
カンジダ症	75
間接訓練	12, 52

含漱 ……………………………………………… 85
含嗽剤 …………………………………………… 67
顔面神経 ……………………………………… 36, 37

き

気管カニューレ ……………………………… 163
気管吸引 ………………………………………… 29
気管(支)呼吸音 ……………………………… 47
気管支肺胞呼吸音 …………………………… 47
気管切開 ……………………………………… 163
偽急性麻痺 ……………………………… 94, 142
義歯 ……………………………………… 63, 72
気息声嗄声 ……………………………………… 40
気道閉塞 ………………………………………… 27
吸引 ………………………………… 23, 29, 74
吸引つき歯ブラシ ……………………………… 70
吸引の適応 ……………………………………… 30
吸気量 ………………………………………… 106
急性興奮状態 ………………………………… 153
球麻痺 ………………………………………… 142
胸郭の訓練 ……………………………… 108, 110
強制呼出手技 …………………………………… 32
胸部聴診 ………………………………………… 47
胸膜摩擦音 ……………………………………… 47
筋萎縮性側索硬化症(ALS) ………………… 156

く

口すぼめ呼吸 ………………………………… 108
クラウン ………………………………………… 66
クラスプ ………………………………………… 72
訓練を開始するための絶対条件 ……………… 13

け

経管栄養 ……………………………………… 159
経口吸引 ………………………………………… 29
経口摂取 ………………………………… 8, 157
経腸栄養 ………………………………………… 8
軽度前屈 ……………………………………… 122
経鼻吸引 ………………………………………… 29
経鼻経管栄養 ………………………………… 159
頸部回旋 ……………………………………… 130
頸部屈曲医 …………………………………… 140
頸部伸展位 …………………………………… 140
頸部聴診 ………………………………………… 44
頸部調整 ……………………………………… 140
頸部の訓練 ……………………………… 102, 104
頸部の姿勢調整 ……………………………… 124
血管系疾患 ……………………………………… 74
血管性認知症 ………………………………… 147

こ

構音 ……………………………………………… 40
構音点 …………………………………………… 41
口腔 ……………………………………… iv, 50
口腔送り込み期 ………………………………… 4

口腔(内)乾燥 ………………… 25, 66, 69, 74, 79
口腔乾燥を惹起する可能性がある薬剤 ……… 80
口腔乾燥症の臨床診断基準 …………………… 75
口腔機能低下症 ………………………………… 62
口腔ケア ……………………… 20, 60, 77, 98, 120
口腔ケアの効果 ………………………………… 61
口腔ケアのスケジュール ……………………… 88
口腔ケアプロトコール ………………………… 65
口腔ケア用品 …………………………………… 66
口腔準備期 ……………………………………… 4
口腔内(の)環境 ………………………… 60, 66
口腔内細菌 ……………………………………… 20
口腔内刺激訓練 ………………………………… 98
口腔内状況 ……………………………………… 54
口腔内の訓練 …………………………………… 98
口腔内の出血の要因 …………………………… 82
口腔内保持 ……………………………………… v
口腔評価OHAT ………………………………… 63
口腔用ウエットティッシュ …………………… 67
交互嚥下 ……………………………………… 130
抗コリン作用 ………………………………… 153
高次脳機能障害 ……………………………… 120
拘縮 ……………………………………… 77, 102
抗精神病薬 …………………………………… 153
喉頭 ……………………………………………… iv
喉頭蓋 …………………………………………… 4
喉頭蓋閉鎖不全 ………………………………… v
喉頭気管分離術 ……………………………… 143
喉頭挙上 ………………………………… 4, 102
喉頭挙上術 …………………………………… 143
喉頭挙上制限 ………………………………… 163
喉頭挙上不全 …………………………………… v
喉頭侵入 ………………………………… 18, 23
喉頭侵入・誤嚥の重症度スケール(PAS) … 50
喉頭摘出 ……………………………………… 143
喉頭閉鎖 ………………………………………… v
抗パーキンソン病薬 ………………………… 153
誤嚥 …… v, 18, 20, 23, 34, 42, 50, 52, 85, 120, 130, 134
誤嚥性肺炎 …… 10, 13, 20, 52, 62, 114, 142, 153
誤嚥性肺炎の症状 ……………………………… 21
誤嚥性肺炎の診断基準 ………………………… 22
呼吸 ……………………………………… 108, 134
呼吸補助筋 …………………………………… 109
呼出力 ………………………………………… 106

さ

座位 ……………………………………… 122, 124
座位姿勢を安定させる方法 ………………… 125
最長発声持続時間(MPT) …………………… 40
サルコペニア ……………………………… 8, 14, 17
三叉神経 ………………………………… 36, 37
酸素飽和度 ……………………………………… 42
残存歯 …………………………………………… 72

し

耳下腺	81
歯牙の喪失	25
歯間ブラシ	66
歯垢	66
歯周ポケット	60, 66
歯周病	83
自助具	121
指拭法	28
ジスキネジア	153
ジストニア	153
姿勢	124
姿勢(の)調整	121, 122, 134
舌の運動	97
舌の機能	97
舌の訓練	96
舌の清掃	66
舌の偏位	96
舌ブラシ	66
湿性嗄声	18, 23, 40, 126
歯肉炎	74
絞り込み運動	6
シャキア訓練	104
重症筋無力症	156
出血	66, 74, 82
出血傾向	83
上咽頭	iv
消毒薬	68
上腹部圧迫法	28
食塊形成	4, 6, 132, 144
食形態	136
食形態アップ基準	56
食形態の選定例	139
食事開始手順プロトコール	54, 56
食事開始の条件	54
食事介助	126
食事後の観察項目	135
食事中止の基準	132
食事の情報共有	114
食事の段階	136
食道	iv, 50
食道期	4
食物粉砕	6
神経学的所見	36
神経難病	156
深呼吸	108

す

錐体外路症状	153
水泡音	49
スクイージング	32, 110
スクリーニングテスト	34, 42, 52, 54, 57
スケーリング	60, 66
スプーンのさし入れ方	128

スライスゼリー	126

せ

声帯	40
声門	18
声門閉鎖	5
声門閉鎖不全	v, 106
咳	12, 18
咳テスト	42
咳反射	20, 106, 143
舌咽神経	36, 38
舌下神経	36, 39
舌下腺	81
舌骨上筋郡	102
絶食	8, 10, 60, 66
摂食嚥下ケア	8, 10, 12
摂食嚥下障害	34, 156
摂食嚥下障害の質問紙	34
摂食嚥下障害臨床的重症度分類(DSS)	53
摂食・嚥下能力のグレード	52
摂食嚥下のメカニズム	4, 6
摂食嚥下リハビリテーション	34, 136, 142
摂食機能療法	115
摂食状態評価(ESS)	52
舌苔	74
セッティング	120
舌背	96
ゼラチンゼリー	137
先行期	4, 120, 148

そ

挿管	79, 85
咀嚼	6, 25
咀嚼嚥下	2, 6

た

体位調節	20
第1期輸送	6
体幹の姿勢調整	124
第2期輸送	6
唾液	25, 60, 79
唾液腺マッサージ	79, 81
唾液のはたらき	61
脱水	14, 52, 79, 142
多発性硬化症	156
食べものによる窒息の原因	26
段階的摂食訓練	136
断続性ラ音	49
ダンピング症候群	134

ち

チアノーゼ	27
窒息	25, 27, 52, 114, 132, 153
窒息時の対応	28
中咽頭	iv, 6

167

中間のとろみ ……………………………………… 116	バクテリアル・トランスロケーション ……………… 8
チョークサイン …………………………………… 27	発声 …………………………………………………… 40
直接訓練 …………… 12, 42, 52, 130, 133, 163	ハフィング ………………………………… 32, 119
チンダウン ………………………………………… 140	歯ブラシ ……………………………………………… 66

つ・て

ツルゴール ……………………………… 14, 16, 79	パルスオキシメータ ……………………………… 92
低栄養 ………………………………… 52, 79, 142	反復唾液のみテスト ……………………… 42, 54, 57
低血圧 ……………………………………………… 134	
笛様音 ………………………………………………… 49	
デンチャープラーク …………………………………… 72	

ふ

	フードテスト ………………………………… 42, 55, 57
	拭き取り法 ………………………………… 85, 86

と

統合失調症 ………………………………………… 153	副雑音 ………………………………………………… 47
頭部挙上訓練 ……………………………………… 104	腹式呼吸 …………………………………………… 108
頭部屈曲位 …………………………………… 80, 140	副神経 ………………………………………… 36, 39
動脈血酸素飽和度 …………………………………… 92	複数回嚥下 ………………………………………… 130
動揺歯 ………………………………………………… 76	不顕性誤嚥 ……………………… 10, 18, 23, 133
とろみ ……………………………………………… 116	プラーク ………………………………………… 66, 72
とろみ製剤 ………………………………………… 118	ブラッシング ………………… 60, 82, 84, 85, 88
とろみ調整食品 ………………… 116, 119, 137	プルバック運動 ……………………………………… 6
とろみの段階 ……………………………………… 117	フレイル ……………………………… 14, 17, 62
	ブローイング検査 ………………………………… 41
	フロス ………………………………………………… 66
	プロセスモデル ……………………………………… 2, 6

に

認知 ………………………………………………… 120	
認知症 ……………………………………………… 145	
認知症が摂食嚥下に与える影響 ……………… 148	

へ・ほ

	閉鼻声 ………………………………………………… 41
	頬の訓練 …………………………………………… 100

ね

粘度調整 …………………………………………… 116	保湿剤 ………………………………… 69, 70, 79
捻髪音 ………………………………………………… 49	捕食 …………………………………………………… 6
粘膜ケア ……………………………………………… 88	
粘膜清掃用グッズ …………………………………… 67	

ま・み・む

	マイクロコロニー ……………………………………… 60
	麻痺 ………………………………………… 80, 97

の

脳血管障害 …………………………… 12, 23, 142	丸飲み嚥下 …………………………………………… 2
脳梗塞予防薬 ……………………………………… 21	右下肺野 ……………………………………………… 47
脳神経 ………………………………………………… 36	水のみテスト(窪田の方法) ……………………… 42
脳神経障害 …………………………………………… 77	むせ(込み) ………… 18, 23, 116, 120, 132
脳性麻痺 ……………………………………………… 77	
脳卒中 ………………………………………………… 20	
のどのアイスマッサージ …………………… 98, 112	

め・も

	迷走神経 …………………………………… 36, 39
	命令嚥下 ……………………………………… 2, 4

は

パーキンソン症状 …………………………………… 153	免疫力の低下 ……………………………… 20, 60
パーキンソン病 …………………………………… 156	メンデルゾン手技 ………………………………… 105
バイオフィルム ……………………………… 60, 66	毛細血管再充満時間(CRT) …………………… 14, 16
排唾管 ………………………………………………… 70	

ら・り

バイタルサイン ……………………………………… 12	ラ音 …………………………………………………… 47
排痰法 ……………………… 20, 31, 47, 108	リクライニング位 …………………………… 122, 124
バイトブロック ……………………………………… 77	リラクゼーション …………………………………… 94
背部叩打法 …………………………………………… 28	

れ

肺胞呼吸音 …………………………………………… 47	冷圧刺激法 ………………………………………… 112
ハイムリッヒ法 ……………………………………… 28	レビー小体型認知症 ……………………………… 147
廃用 ………………………………… 8, 77, 80, 142	レベル判定 …………………………………………… 54
	連続性ラ音 …………………………………………… 49

今日からできる！
【改訂版】 摂食嚥下・口腔ケア

2013年9月25日　第1版第1刷発行	編著　三鬼　達人
2019年8月28日　第2版第1刷発行	発行者　有賀　洋文
2023年7月10日　第2版第3刷発行	発行所　株式会社　照林社

〒112-0002
東京都文京区小石川2丁目3-23
電話　03-3815-4921（編集）
　　　03-5689-7377（営業）
https://www.shorinsha.co.jp/
印刷所　共同印刷株式会社

●本書に掲載された著作物（記事・写真・イラスト等）の翻訳・複写・転載・データベースへの取り込み、および送信に関する許諾権は、照林社が保有します。
●本書の無断複写は、著作権法上の例外を除き禁じられています。本書を複写される場合は、事前に許諾を受けてください。また、本書をスキャンしてPDF化するなどの電子化は、私的使用に限り著作権法上認められていますが、代行業者等の第三者による電子データ化および書籍化は、いかなる場合も認められていません。
●万一、落丁・乱丁などの不良品がございましたら、「制作部」あてにお送りください。送料小社負担にて良品とお取り替えいたします（制作部☎0120-87-1174）。

検印省略（定価はカバーに表示してあります）
ISBN978-4-7965-2466-7
©Tatsuto Miki/2019/Printed in Japan

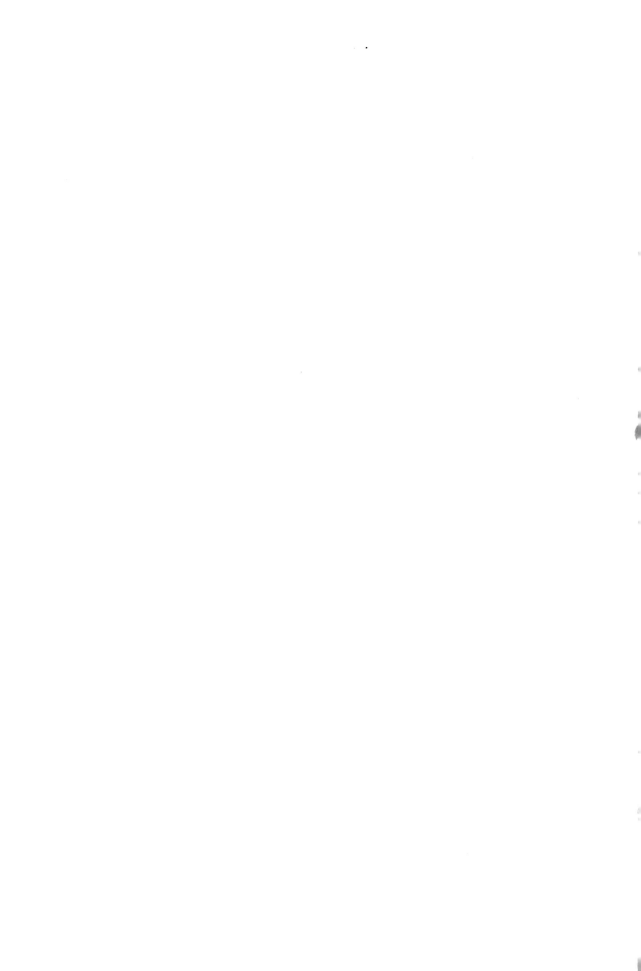